Minceur à livre ouvert

Minceur - Forme - Beauté

Najet AMOR

2016

Remerciements

Merci à ma chère sœur Dalila Amor qui m'a aidée à la relecture et à la correction et également merci à mon ami Vincent Guyot pour la mise en page.

http://www.najetamor.com/

Sommaire

Première partie ..……… 10

Deuxième partie 86

Lexique ....…..…. 227

Pour une meilleure compréhension de ce livre, la lecture doit être faite du début à la fin, par les hommes autant que par les femmes, dans l'ordre chronologique du texte. Les mots accompagnés d'un astérisque (*) sont définis dans le lexique.

Première partie

Revue succincte sur la minceur

Depuis l'aube des temps, la beauté a été soumise à différents critères de jugement. Ces critères naissant de l'essence même des civilisations, influencent fortement les sociétés qui les vivent. Partout où elle est passée, de l'Égypte des pharaons au Paris du XXIème siècle, la mode a souvent changé de visage. La silhouette idéale des femmes et des hommes prenait différentes lignes selon l'endroit et le moment.

« D'après le China.org.cn », selon une légende, il y a 2 000 ans le roi de l'État de Chu préférait les gens minces. Ses ministres, craignant de perdre sa faveur, n'osaient pas manger à leur faim. Ses femmes et ses dames de compagnie mangeaient avec une extrême précaution. Les courtisans prenaient un repas par jour et se serraient la taille. Ainsi, beaucoup devaient s'appuyer à un mur pour se tenir debout, et leurs mines pâlissaient jusqu'à devenir jaunâtres. Certaines courtisanes se laissaient même mourir de faim.

En Europe des joues rondes, étaient un symbole de richesse et de santé. Mais au XIX ème siècle la minceur a pris le dessus. Les femmes portaient des corsets serrés pour paraître mince et peut être bien pour éviter la sensation de faim, comme on le faisait en chine.

En Afrique, jusqu'à présent, les personnes aisées ou ceux de la haute société sont généralement en surpoids. Par contre les personnes minces sont très courantes dans la classe populaire et puisque c'est ainsi, la minceur perd ses lettres de noblesse.

En Inde les femmes plantureuses sont appréciées. Comme en Afrique, la minceur est également mal perçue, qualificatif des castes inférieures, visant notamment ceux qui ne se nourrissent pas à leur faim. La plupart des séries télévisées montrent depuis de longues années, des comédiennes aux formes généreuses.

En orient, quand les femmes sont légèrement potelées, elles paraissent plus belles aux yeux des leurs maris et de leurs influentes belles mères. Les hommes quant à eux, ont tendance à apprécier une bedaine légère, synonyme de pouvoir et de faste.

Voici un autre critère de beauté qui peut de nos jours, en laisser plus d'un pantois : les femmes au japon sont éprises des sumos, ces catcheurs japonais, pesant parfois plusieurs centaines de kilos.

Actuellement, le monde est en permanente communication grâce à internet et aux télévisions satellitaires qui donnent la cadence culturelle, politique et scientifique. De Tombouctou à New York, ce phénomène de mondialisation voulu est dans une progression inévitable. Dans l'attitude, la façon de penser et de porter la mode, dans les lignes des corpulences, les écarts sont de plus en plus réduits. En réalité, tout semble converger vers un standard mondial. En 2013, ce standard ou cette cadence culturelle politique et scientifique est encore donnée par l'occident et plus précisément par les trois pôles mondiaux de la mode, Paris, Londres et New-York.

En occident, la mode de la minceur a pris son envol suite au développement des vacances et des clubs de villégiatures, qui ont permis une certaine nudité sur les plages. Les regards respectifs des uns et des autres sur leur nudité, la peur d'être trop loin des critères de mannequinat portant la mode des maillots et des bikinis ont poussé les femmes et les hommes à s'y conformer.

En réponse, Danone comprenant la tendance, lança en 1964 son premier produit minceur « taille fine », un fromage blanc à 0 % de matière grasse, pour les femmes à partir de 20 ans. C'est le point de départ d'une escalade d'offre et de demande de produits et de solutions de minceur qui deviendra de plus en plus importante pour satisfaire un public toujours inassouvi. Durant le vingtième siècle, la femme a réussi à faire baisser son poids corporel d'une moyenne de 10 kg.

Mais malheureusement, ce courant puissant qui tendait vers encore plus de minceur, a été contrecarré. les choses ont commencé petit à petit à se gâter. Si d'un côté, le public faisait un effort pour arriver à un poids idéal, de l'autre côté hélas, l'agriculture commençait à connaître de graves altérations causées par les pesticides, les OGM (organisme génétiquement modifié), les huiles hydrogénées… des principes motivés par l'appât du gain.

Et malgré une offre et une demande colossale de méthodes et de produits de minceur, le surpoids et même l'obésité regagnaient mondialement du terrain. L'alimentation qui devenait de plus en plus élaborée, était une fois de plus pervertie par les adjuvants chimiques, et cela promouvait l'embonpoint. Actuellement en France, nous sommes en train de rattraper les États Unis « Les rois du fast-food », en matière d'obésité.

Mais quand nous consultons un magazine ou que nous regardons un défilé de mode, nous sommes confrontés à une mode qui frise la maigreur portée par des jeunes personnes qui la plupart du temps ne mangent pas à leur faim, et dont les photos sont automatiquement retouchées. Parmi les mannequins, il existe, plus de personnes anorexiques, qu'aucune autre société. Est-ce qu'elles l'étaient déjà avant de s'engager dans le mannequinat ou le sont-elles devenues ?!... Un mannequin qui mesure 1,75 et qui pèse 57 kg est menacé de maigreur maladive.

Pourtant la réalité de la vie est loin d'être celle des magazines, un monde fabriqué. Donc laissons tomber ces critères qui parfois pourraient cacher de la souffrance. Entre un mannequin qui se sacrifie à son métier et une mère qui consacre la plupart de son temps à sa famille, il reste à trouver le juste milieu. La réalité pour chacun d'entre nous est : Quel âge ? Quel métier ? Quelles responsabilités ? Quelle hérédité ? Quel stress ? Quelle hygiène de vie ? Quelles carences ? Quelle maladie ? Etc. Alors, le plus important des critères reste celui du poids-santé qui ne fera pas défaut à l'idée de l'harmonie porteuse du message de la beauté. Ce critère est beaucoup plus payant et n'est pas du tout contraignant. Il s'inscrit dans une hygiène de vie qui aboutirait à une compréhension du corps, de l'âge de ce corps, et comment y arriver en fin de vie sans chronicité dans les maladies causées par l'excès de graisses corporelles.

Les régimes

Le marché de la minceur est celui qui continue à connaître le plus grand essor. D'innombrables méthodes ont vu le jour, mais presque toutes se sont occupées à faire perdre le poids excédentaire, sans réellement donner les raisons cachées qui ont provoqué cet excédent. Une fois que le régime est arrêté, la plupart du temps, les kilos perdus seront petit à petit repris, pour les mêmes raisons qui ont provoqué ce surpoids.

Il y a des régimes de toutes tendances, des bons et des moins bons. Il y a également des compléments alimentaires qui ciblent les causes précises du surpoids et d'autres qui répondent à des généralités. En outre, l'utilisateur ne sait pas toujours évaluer les causes et le degré de son surpoids. Ainsi il va au petit bonheur la chance, tantôt il réussit, tantôt il échoue.

Les régimes déséquilibrés des années 2000 comme ceux uniquement à base de soupes ou de pâtes, sont voués à l'échec. Ce genre de régime fait perdre de la graisse certes, mais du muscle aussi, car il n'est pas équilibré quant aux trois piliers de l'alimentation : Glucides, lipides et protides. C'est un régime où les glucides occupent la plus grande part du repas. Or la pauvreté de ce régime en protéines fera perdre du muscle. En effet, lorsque les kilos commencent à dégringoler rapidement sur un pèse personne suite à un régime alimentaire quelconque, soupçonnez une perte musculaire, car à volume comparable les muscles sont bien plus lourds que la graisse.

Il existe des régimes qui commencent uniquement par des protéines d'origine animale et cela pendant plusieurs jours. Des personnes m'ont fait part de leurs impressions que, au bout de 4 à 5 jours de repas composés uniquement de viandes, elles finissent par être lassées et dégoûtées. Le fait d'ajouter des salades simples ou composées à volonté, en choisissant les bons légumes, équilibrera le régime, rafraîchira la bouche et évitera le dégoût causé par trop de viande. En plus cela ne déséquilibrera nullement un régime visant la perte de surpoids. Il y a encore plus à dire à ce sujet, mais nous y reviendrons là-dessus en détails dans la deuxième partie de ce livre.

Ce régime peut également contenir des fruits à raison de 300 g par jour, tels que les poires, les pommes, les cerises, les prunes, les fraises, les abricots, les pêches, les nectarines et les oranges (en évitant au début les mangues, les melons, les bananes, les pastèques et les dattes...). Ces 300g peuvent être consommés en deux fois à différents moments de la journée. Ce régime fera perdre de la graisse, ne fatiguera pas le foie, allégera les reins et préservera le transit intestinal grâce aux apports en vitamines, minéraux et fibres. Il faut toujours observer la règle de 5 fruits et légumes par jours pour une alimentation équilibrée, toutefois à des moments et à des doses appropriées.

Il existe des régimes avec des poudres protéinées aux multiples saveurs, ils sont bons, mais ce sont des solutions ponctuelles pour amorcer une perte de poids. Et comme nous ne pourrons pas continuer toute la vie à manger des poudres, il faut trouver un équilibre dans la façon de s'alimenter avec des viandes, des féculents, des fruits et des légumes selon les règles diététiques, les tolérances et la capacité du corps à transformer ces apports alimentaires en énergie. Ainsi plus loin, vous apprendrez à trouver quelle quantité de protéines, de graisses et de glucides votre propre corps est capable d'assimiler sans créer des réserves, afin d'éviter de le surcharger.

Il existe aussi des régimes sauvages, imaginés par ceux qui les pratiquent, qui sont la plupart du temps une arme destructive pour la santé.

« Histoire vraie « La jeune femme et les yaourts »

Une jeune femme était en train de manger deux yaourts sucrés le midi. Elle se trouvait là, dans la salle de pause, à côté de moi. Et en parlant avec elle de choses et d'autres, j'ai découvert qu'elle s'astreignait dans le but de mincir. J'ai mis le pied dans le plat, et je lui ai dit " Si vous voulez mincir, ce que vous faites là, n'est pas un régime correct ". Elle répondit donc : " il ne me reste plus qu'à me tirer une balle dans la tête ". J'ai renchéri " Oui, je vous comprends, vous imaginez que pour perdre du poids, vous devez mourir de faim. Mais qui pourrait tenir une journée de travail avec deux yaourts, pour enchaîner durant plusieurs jours encore, avec des repas déséquilibrés".

D'autres personnes sautent carrément des repas dans le but de mincir. Ce comportement alimentaire fait perdre de la graisse certes, mais également du muscle. Si une personne doit sauter un repas, ce serait celui du soir. Elle peut aussi bien s'arrêter totalement de manger à partir de 17h (ne boire que de l'eau ou des tisanes nature), jusqu'au prochain petit déjeuner. Sauter le repas du midi, pour la plupart des gens, le repas le plus important de la journée dans certains pays, est une mauvaise action. Le repas du midi est à prendre en considération car il secourra ceux qui ne mangent pas ou que très peu le matin et permet de se procurer de l'énergie nécessaire pour finir les deux tiers restant de la journée. Le soir, le corps a tendance à changer sa politique pour plus d'élimination que d'absorption. Le manquement au repas du midi, si le petit déjeuner n'était pas copieux, provoquera de la perte musculaire. La fonte musculaire affaiblit la vitalité et rend le corps enclin à garder la graisse. Ce sont les cellules musculaires et celle du cerveau qui détiennent l'énergie du corps. En outre cette fonte, peut créer une apparence de peau flasque qui fait vieillir, lèse la circulation sanguine et par conséquent ralentit les échanges. Des muscles forts donnent des organes forts (exemple le cœur est un muscle), gainent le corps et massent les veines et les artères à chaque mouvement, ceci accélère la circulation sanguine et lymphatique.

Ce qu'il faut savoir c'est qu'un régime n'est pas synonyme de privation, il doit apporter une alimentation suffisante, équilibrée et variée en corrigeant dans la manière de s'alimenter ce qui provoque le poids supplémentaire.

Avant de continuer et pour ne pas perdre inutilement du temps, voici un conseil : La progression vers une meilleure silhouette et une meilleure santé commence maintenant. La méthode va crescendo. Réservez un cahier ou un carnet et notez les actions à faire vous concernant, au fur et à mesure qu'elles s'y présentent. Il y aura peut être peu de choses à prendre en considération, ou il y en aura beaucoup... Tout dépendra du nombre de kilos à perdre, de la condition physique en cours et de l'âge qui dictera à peu près dans quelles constantes biologiques se trouve votre corps.

Ce livre comme vous l'avez compris traite du surpoids. Mais enfin qu'est ce que le surpoids ?

Le surpoids

Le surpoids est la masse grasse supplémentaire et inutile qui charge le corps. Un corps sain qui ne possède aucun excès de poids, possède des graisses de structure qui sont de 12 % chez la femme et de 3 % chez l'homme. En plus des graisses de structure, il possède également des graisses de réserve mobilisables. Lors d'une activité physique ou d'absence de nourriture, ces graisses mobilisables procureront de l'énergie par combustion et ils sont de 15 % chez la femme et 12 % chez l'homme. L'ensemble des graisses de structures et des graisses mobilisables forment le tissu adipeux.

Le tissu adipeux

Il est composé de cellules adipeuses (constituées de graisse) et se situe en dessous de la peau, imbriqué dans les muscles et les viscères (foie, cœur, reins, intestins). Autant que les autres organes, le tissu adipeux est un organe qui remplit également des fonctions vitales indispensables à la survie du corps humain. En plus de l'énergie qu'il nous procure comme dans le cas d'une activité physique intense, les cellules qui constituent le tissu adipeux portant le nom d'adipocytes, libèrent des cytokines (hormones) qui ont une fonction anti-inflammatoires pour faire face à une éventuelle infection. Le tissu adipeux possède aussi une fonction mécanique celle d'amortir les chocs et ce n'est pas tout.

La nature a prévu que la femme possède un peu plus de graisse que l'homme. Cette graisse supplémentaire lui donne une sécurité naturelle, du fait qu'elle soit porteuse de génération future. En cas de disette, quelques kilos supplémentaires de graisse, lui permettront à elle et à l'enfant quelle porte dans son ventre de se maintenir en vie, plus longtemps.

De cette nature il se révèle que les femmes sont naturellement un peu plus affectées par le surpoids que les hommes. Les proportions en 2008 étaient autour de 10 % pour les hommes et 14 % pour les femmes.

L'augmentation du tissu adipeux se fait par le remplissage des cellules adipeuses par la graisse. Elles peuvent grossir jusqu'à 100 fois.

Cette augmentation est inutile. Le surpoids, encombre notre corps et pèse sur nos membres inférieurs causant inflammation, arthrose et douleurs articulaires par trop de pression. En outre, l'augmentation de graisse met le désordre dans la bonne marche de notre organisme de maintes façons.

En effet, la graisse supplémentaire selon l'âge, devient une source d'excès de cholestérol et de triglycérides, de ronflement, d'apnée, d'hypertension, et pour certains de diabète type 2 (diabète gras). L'augmentation du tissu adipeux, plus tard dans la vie, occasionne des problèmes de mémoire à cause de l'épaississement du sang causé par les graisses, ralentissant le flux sanguin vers le cerveau. Si nous voulons prendre soin de notre santé, il est indispensable de perdre la masse grasse supplémentaire.

D'un point de vue esthétique, bien que les cellules adipeuses puissent généralement reprendre une taille normale, les os par contre, se dilatent par trop de pression causée par le surpoids. La dilatation du squelette se fait en rapport avec le surpoids enregistré. Cependant, le squelette ne prend que quelques centaines de grammes de plus, mais le diamètre des os s'élargit. Il paraît que lorsque la personne perd le poids excédentaire, les os ne reprennent pas leur taille ultérieure.

Le principe sur lequel se base toutes nos actions est la perte de la graisse supplémentaire qui affecte le tissu adipeux. Autrement dit ce tissu doit redevenir sain.

Il existe plusieurs niveaux de surpoids. Il peut commencer à partir de quelques kilos et atteindre l'obésité sévère.

Dans une action menée contre le surpoids, il faut d'abord évaluer le nombre de kilos à perdre. Cette évaluation permet une meilleure préparation psychologique afin d'atteindre plus aisément l'objectif. La personne pourrait également faire les actions correctes et suivre plus facilement l'évolution de la perte de son surpoids. Pour cela, il existe un outil de mesure, qui est l'IMC (indice de masse corporelle).

L'IMC

L'IMC est un outil qui permet de mesurer la masse grasse supplémentaire. Cette méthode est applicable pour les adultes jusqu'à 65 ans, elle ne prend pas en compte les femmes enceintes, les nourrissons, les adolescents, les athlètes et les vieilles personnes.

Le calcul de l'IMC se fait de la manière suivante : IMC = Poids/(taille x taille). Le poids est exprimé en kilos et la taille en mètres. Exemple 70kg/(1,64 x 1,64) = 26,02617. Donc ici l'IMC est de 26.

Voici une interprétation des différents paliers de l'IMC :

-Moins de 18,5 commence la maigreur, le régime est strictement déconseillé, il pourrait même être dangereux.

-De 18,5 à 24,9, en bas de la zone, ente 18,5 et 22 se trouve le poids idéal. En haut, entre 23 et 24,9 se trouve la corpulence normale ou médicalement parlante, le poids santé.

-De 25 à 29,9, dans la partie inférieure de cette zone le surpoids commence à être vraiment pris en considération s'il inclut le ventre. dans la moitié supérieure commence l'obésité.

-De 30 à 39,9, c'est un état d'obésité confirmé.

-Plus de 40 obésité sévère.

Donc, l'IMC permet d'évaluer combien de kilos de graisse doivent être éliminés pour atteindre le poids médical ou idéal.

Une personne qui se trouve dans un IMC de 26 et qui voudrait atteindre un IMC de 21, devra perdre environ 12 kilos de graisse.

Un aparté : de nombreuses personnes naturellement minces, pensent que le surpoids ou l'obésité, découlent toujours d'apports caloriques excessifs. Ils ou elles ne se rendent pas compte qu'ils n'ont parfois aucun mérite d'être minces. Ils mangent bien et n'ont pas forcément une bonne hygiène de vie. Ils ont simplement la chance de brûler naturellement tous les apports caloriques qu'ils absorbent.

Histoire vraie « les deux jeunes filles du métro »

J'aime prendre le métro parce que je profite de la lecture pendant mes déplacements. Un jour j'étais assise en face de deux jeunes filles, dont l'une d'elles tenait un gros paquet de bonbons. Elles étaient en train de manger ces bonbons, l'un derrière l'autre, comme l'on mangerait des cerises. Au bout de 4 ou 5 arrêts de métro, j'ai commencé à me dire : "mais non, elles vont s'arrêter ? ce n'est pas possible de manger autant de bonbons ?! ". Comme je m'occupe souvent de ce qui ne me regarde pas, j'ai fini par leur dire avec une petite voix comme pour chuchoter : "Excusez-moi, ça ne me regarde pas, mais vous voir mangez autant de bonbons !?...". Elles m'ont regardée avec étonnement et ont éclaté de rire. Ensuite, l'une d'elles m'avait répondu, en continuant à rigoler innocemment "Non, ça nous fait rien du tout ". Juste à ce moment là, j'ai eu la chance de les voir se lever et quitter la rame du métro en me saluant gentiment et toujours en rigolant. Heureusement qu'elles sont parties, car autrement devant leur insouciance, j'aurais pu me sentir gênée. Voilà deux jeunes filles que je suppose encore lycéennes, qui n'ont certainement rien à faire de l'excès de glucides parce qu'elles sont minces grâce à leurs bonnes natures ou à leurs systèmes hormonaux et métaboliques qui sont encore en plein régime, mais jusqu'à quand ?!...

Les personnes qui ont une tendance au surpoids, devront faire un effort supplémentaire. Parmi toutes les causes du surpoids qui sont décrites dans ce livre, ils ou elles trouveront les actions à faire qui leur correspondent, pour retrouver leurs corpulences idéales. A long terme cette connaissance acquise permet d'avoir une bonne hygiène de vie. On apprendra à tous les âges que le sucre même s'il ne nous fait pas prendre du poids, reste une substance très polluante pour l'organisme, provoquant la mauvaise santé (angines répétitives, vers, caries, et peut être bien la mauvaise haleine.

Les différentes causes du surpoids

Les causes exogènes

Il existe de nombreuses causes au surpoids. Elles pourraient-être exogènes, c'est à dire venant de l'extérieur du corps et causées par une hygiène de vie non adéquate au fonctionnement d'un corps dont la tendance est le surpoids. Si elles sont endogènes, elles puiseraient leurs origines dans différents déséquilibres qui viennent de l'intérieur du corps. Elles pourraient-être également les deux à la fois, exogènes et endogènes.

Les causes exogènes

Les causes exogènes sont : le sédentarisme, certains médicaments (les corticoïdes, les hormones chimiques), les polluants alimentaires (pesticides, conservateurs, adjuvants et colorants), le mode alimentaire, les habitudes alimentaires et enfin l'influence du tabac sur le poids. Dans les paragraphes qui suivent, nous allons étudier ces causes, une à une, dans l'ordre énoncé.

1 - Le sédentarisme

Le manque d'action favorise la mauvaise circulation sanguine, la constipation et la prise de poids. Contrairement, l'activité physique accélère les échanges à l'intérieur du corps, ce qui permet aux sucres et aux graisses, les carburants du corps humain, de se transformer en énergie. Le sédentarisme participe également à l'accélération du vieillissement.

Souvent par manque de motivation ou par manque de temps, à cause de la maladie ou même du vieillissement qui affaiblit l'organisme, une personne a du mal à entreprendre une activité sportive. Mise à part les activités sportives qui ont fait partie d'un programme éducatif scolaire, certaines personnes n'ont jamais cherché à continuer une activité physique, d'une façon ou d'une autre. Donc à partir d'un certain âge, il est très difficile et parfois même dangereux de commencer une activité sportive intense, à cause des problèmes articulaires et cardiovasculaires souvent présents chez ces personnes. Après le passage d'une ménopause et d'une andropause mal traités, les tendons et les cartilages peuvent être abîmés et de graves accidents pourraient survenir. De même que pour les veines et les artères, elles peuvent être dans un état médiocre à cause des varices qui entravent la circulation sanguine et du cholestérol dont l'excès pourrait obstruer les artères. Dans ce cas, il est préférable de pratiquer une activité physique très douce comme la marche rapide.

La pratique sportive, augmente la perte de poids grâce à la régularisation du taux de glycémie dans le sang. En outre, elle améliore la circulation sanguine, fait baisser le stress, accélère les échanges, stimule les émonctoires, oxygène le corps et renforce le métabolisme. Le résultat final est une transformation partielle ou totale des graisses excédentaires en énergie. Cette énergie est constructrice de muscle. L'activité physique doit être commencée en douceur et augmentée petit à petit pour y habituer le corps.

Choisissez dans la partie annexe, une des activités physiques dans le tableau 1 des dépenses caloriques, qui semble adéquate à votre condition physique et commencez-la progressivement.

Histoire vraie « Monia »

Quand Monia était venu me consulter, elle avait 54 ans. Elle était ménopausée depuis 11 mois. Elle avait rarement des bouffées de chaleur, mais elle avait pris 10 kilo de plus dont la majorité était venue surcharger le ventre et les fesses. Monia avait fait auparavant longtemps du sport, elle savait comment se prendre en charge pour faire des exercices physiques efficaces. Mais pendant plusieurs années et pour plusieurs raisons, elle avait petit à petit, délaissé le sport. De plus, la ménopause avait encore émoussé cette volonté, donc elle s'était laissée aller.

Je me suis appuyée sur l'avantage qu'elle avait à portée de main, son passé de sportive. Je lui ai conseillée de reprendre de l'exercice quotidiennement. En même temps, je lui ai conseillée le "Jus de Noni" à raison d'une cuillerée à soupe à prendre le matin dans de l'eau ou dans un jus fruit de son choix au moment du petit déjeuner. L'extrait de Noni, lui donnait l'énergie nécessaire dont elle avait besoin pour se lancer à nouveau dans le sport. En plus, ce jus peut améliorer naturellement jusqu'à 25 % à la hausse le fonctionnement de la glande thyroïde. C'est aussi un bon détoxifiant. Par ailleurs, il contient une richesse certaine en vitamines, minéraux et principes actifs.

Je lui ai également conseillé un régime hautement protéique à raison de 1,5g de protéines par kilo et par jour et un régime hypoglucidique d'une charge de 60 unités. (Voir charge glycémique). Vue l'activité physique intense qu'elle devrait reprendre, ce n'était pas très recommandé d'en faire moins. Elle avait fait tous les jours 1h30 minutes d'exercice physique. L'exercice physique intense augmente le taux de DHEA*, une hormone secrétée par les surrénales et qui possède un caractère bénéfique sur la ménopause, la posture et la peau. Au bout de seulement trois mois, grâce à un régime hypoglucidique moyen, le jus de noni et l'activité physique, elle a retrouvé son poids idéal et le plein d'énergie.

2 - Les médicaments

Il existe actuellement sur le marché 25% de médicaments qui pourraient avoir parmi les effets secondaires une prise de poids : Ce sont les antidépresseurs, les neuroleptiques (somnifères, etc...), les corticoïdes (la cortisone) et les antihistaminiques.

La pilule, notamment la progestérone injectable et implant contraceptifs, pourraient être également source de surpoids et en plus d'excès de cholestérol.

3 - Les polluants alimentaires

Les pesticides, les conservateurs alimentaires, les exhausteurs de goût tels que les glutamates (E620 jusqu'à E621), l'aspartame (E951), l'hormone de croissance chimique utilisée dans l'agriculture, les OGM (dans les produits à base de soja ou de maïs), les plats préparés vendus dans les commerces même portant la mention bio, contenant des conservateurs, tous acidifient notre PH* sanguin et déséquilibrent notre corps de maintes façons. Plus le PH sanguin est acide, plus le stress nous gagne. Donc il faudra les éviter.

En plus pour diminuer de la pollution environnementale, les fruits et les légumes doivent être frottés et lavés à grande eau, pour les débarrasser en partie des pesticides qui s'y accrochent. Par contre il ne faut pas les laisser tremper dans l'eau de robinet qui altérera leurs qualités nutritives, à cause de tous ce qu'elle contient comme calcaire, métaux lourds et autres.

Pour détoxifier l'organisme de cette pollution environnementale et alimentaire, nous utiliserons des plantes telles que le bouleau, l'aubier de tilleul, le pissenlit ou un complexe de plantes détoxifiantes, prêt à l'emploi.

4 - Le mode alimentaire

Le mode alimentaire contemporain est riche en glucides, déséquilibré en acides aminés (les composantes de la protéine), en oméga 3 et souvent carencé en enzymes. Cette manière de s'alimenter crée des surcharges de graisses et rend le corps enclin à grossir. Toute la deuxième partie de cet ouvrage est réservée aux informations concernant le mode alimentaire.

5 - Les mauvaises habitudes alimentaires

Si les habitudes alimentaires sont bonnes, la personne a déjà à son actif un point positif. Si elles sont mauvaises, la personne devra aller petit à petit vers les bonnes habitudes. Au fur et à mesure qu'il ou elle avance dans la compréhension et la pratique de ce qui a été énoncé, il ou elle acquerra des aptitudes, qui se transformeront généralement en bonnes habitudes. Voici la liste des mauvaises habitudes :

-Le grignotage : Je vais vous donner deux raisons, pour lesquels le grignotage est mauvais. La quasi-totalité des femmes, si vous leur demandez pourquoi il ne faut pas grignoter, elles vous répondront : « pour - ne - pas – gros - sir », la leçon est retenue et c'est très bien.

Il y a une autre raison un peu moins connue, qui est la suivante : quand nous mangeons un repas entier ou un bonbon, l'organisme fournit à peu près le même effort pour faire fonctionner le système digestif. Pour faire ce travail, le corps utilise une partie de son énergie. Parmi toutes les fonctions du corps, c'est la digestion qui exige le plus. Si l'énergie du corps passe dans la digestion à force de grignotage, le système immunitaire s'en trouvera privé. Le fléchissement de ce dernier ouvre la porte à la mauvaise santé : rhumes et angines répétitifs, fatigue, manque de concentration, surmenage intellectuel, mauvais fonctionnement des émonctoires, dont la conséquence directe est la constipation qui participera à la hausse du poids.

Les coups de pompe postprandiaux (après les repas) causés par une baisse d'énergie, en sont une preuve flagrante. L'organisme n'ayant pas assez d'énergie pour assurer en même temps la digestion et le maintient de sa vitalité, s'endort. Si ceci vous arrive, faites l'expérience, prenez des repas composés de viandes avec salades et légumes verts et uniquement 50g de pain, pendant 5 jours. La ration en protéines dans l'assiette doit être de 200g de poisson ou 150g de viande sans os, pour bien atteindre la satiété. Vous viendrez certainement à bout des coups de pompes de l'après midi. Les viandes (surtout maigres) en comparaison avec les céréales exigent beaucoup moins d'énergie pour leur digestion. Pendant que les céréales consomment de l'énergie pendant deux heures, les protéines animales n'en prennent que trois quart d'heure pour être digérées. Pour cette raison, le régime hypoglucidique est également très conseillé.

Et finalement, lorsque cette énergie est sauvegardée, le corps s'en servira pour se réparer. En effet, elle l'aidera à brûler ses graisses supplémentaires et lui procurera plus de santé et de longévité.

-Sauter des repas ou trop attendre pour manger : Ce faire pousse une personne à se jeter sur la nourriture, mangeant souvent au-delà de ses besoins réels. Manger vite, entraîne la même chose. Le signal de la satiété n'est pas encore fait que l'estomac est déjà plein.

-Manger à des heures irrégulières : Cette pratique perturbe les habitudes du corps et rejaillit d'une manière négative sur la régularité du transit intestinal.

-Faire les courses avec le ventre vide : Cela favorise l'achat d'aliments dont on n'a réellement pas besoin tels que les petits gâteaux et les sucreries. En outre, il va sans dire que ces aliments iront contre le but recherché.

-Associer des aliments acides et farineux, dans un même repas : Les aliments acides sont : les fruits frais, les tomates cuites ou crues, les yaourts, le fromage blanc, les petits suisses, le vinaigre et le vin. Ces aliments seront alors consommés loin des repas, de préférence 2 h avant ou 4 heures après un repas ou il y a eu des farineux. Etant très riches en acides, ils annulent totalement l'effet de la ptyaline : l'enzyme salivaire qui agit sur les farineux (céréales, banane mûre, châtaigne, pomme de terre ...) pour les rendre digestes. Donc l'association des aliments acides et farineux est nocive pour la digestion créant fermentations et ballonnements, qui nous donne des gaz et un ventre gonflé, ce qui nous amène parfois à desserrer la ceinture à la fin du repas.

Par contre, si dans votre repas vous avez envie d'ajouter des fruits frais, de la tomate fraîche à votre salade ou manger des yaourts en dessert, celui-ci ne doit pas comporter des farineux y compris les viandes et les poissons panés.

Lorsqu'un repas ne contient pas de farineux, il pourrait être vite digéré. En augmentant la ration des protéines vous vous assurez la satiété pendant de longues heures. En effet, lorsque le corps aura besoin d'énergie, il convertira une partie de ces protéines en glucose (forme de glucides dans le sang provenant principalement des féculents et sucreries après leur digestion).

Plus tard, lorsque vous arriverez au chapitre des protéines, vous apprendrez comment mangez moins de protéines animales pour plus de rendement protéique.

Remarque : Avant d'aller plus loin, je voudrais attirer votre attention sur le glucose : Ne pas confondre le glucose qui est la forme de glucides que l'on trouve dans le sang après digestion, avec le glucose qu'on trouve dans les pâtisseries et autres aliments prêts à la consommation. Le premier est une forme naturelle, tandis que le deuxième est une forme chimique extrêmement polluante et très néfaste pour la santé. en plus c'est un accélérateur sans précédent de l'augmentation des graisses corporelles.

-Les sirops, les limonades, les sodas divers, l'eau pétillante : Toutes ces boissons empêchent également un déroulement normal de la digestion en accélérant le passage des aliments de l'estomac vers l'intestin, avant même que la première phase de digestion ne soit réellement commencée. De plus, leur éventuelle richesse en sucre favorise extrêmement la prise de poids.

-Manquer de boire de l'eau : Si vous n'aimez pas l'eau, ajoutez dans vos menus des soupes agréables que vous confectionnez vous-même à base de végétaux verts, et mangez des fruits juteux pauvres en sucre (voir le tableau des charges glycémiques).

-L'utilisation du lait : Qu'il soit frais, pasteurisé ou fermenté, le lait comporte une haute teneur en lactose (le sucre naturel du lait). Ce sucre augmente la glycémie rapidement dans le sang. Dès que le taux dépasse un certain seuil, le surplus de ce sucre est stocké en graisse. Donc pour bien faire, il faut absolument éviter le lait même fermenté (combien même il est bénéfique) durant une action menée contre le surpoids.

-La consommation d'alcool : L'alcool étant presque aussi calorique que les graisses, il faut l'éviter (voir le chapitre calories).

-Manger des graisses et des glucides avant d'aller au lit : Beaucoup plus de personnes qu'on ne le croit, prennent un encas la nuit. Il arrive aussi, de veiller tard par plaisir ou par obligation et au moment de se coucher, une sensation de faim peut empêcher l'endormissement. La personne qui n'a peut-être pas du tout mangé pendant 6 ou 7h peut éprouver une faim justifiée. Dans ce cas, la personne pourrait manger 50g de pain complet nature (sans aucun autre accompagnement), ou un fruit pas trop sucré, ou une protéine (un ou deux œufs durs ou mollets ou un morceau de viande pauvre en matière grasse) ou même 2 yaourts natures à 0% de matière grasse. Il est déconseillé de faire un repas composé, car l'association des viandes avec des céréales et des matières grasses, rallonge le temps de digestion. Le corps dès le début de soirée commence à quitter petit à petit, le mode de fonctionnement diurne pour anticiper le mode de fonctionnement nocturne qui lui permet de se réparer et préparer la journée suivante. Pendant le sommeil, le corps n'est pas censé accomplir des cycles digestifs, il a bien d'autres choses à faire. C'est pour cette raison que les dépenses caloriques d'un corps qui dort baissent significativement (voir le tableau n°1, les dépenses caloriques des activités physiques/heure). Comme il n'a besoin que de peu de calories pour entretenir ses fonctions vitales pendant le sommeil et que généralement durant la journée, le corps a déjà stocké assez de réserves pour la nuit, alors, tout ce que vous mangerez tard, ne sera pas totalement utilisé, mais sera partiellement stocké en graisse. Donc évitez les repas copieux, prenez plutôt un encas.

6 - Le tabac

Il serait dommage de quitter ce chapitre sans aborder la question tabac et surpoids.

Nous avons tous eu l'occasion de parler ou d'entendre parler de comment arrêter de fumer sans prendre du poids.

La nicotine est un tranquillisant naturel qui aide les personnes de nature stressée à faire face à la vie de tous les jours. Il n y a pas que le stress qui pousse les gens à fumer. Il peut y avoir maintes raisons pour la première cigarette. Mais lorsqu'il y a accoutumance, il devient très difficile de s'en débarrasser. Un jeune homme de mon entourage avait lu un livre sur le sujet du tabac et qui en découvrant de quoi est faite une cigarette et ce qu'elle laisse comme résidu dans le corps, notamment au niveau des poumons, qu'il avait déjà arrêté de fumer avant même de finir le livre.

La question ici n'est pas comment arrêter de fumer ? Mais comment arrêter de fumer sans grossir. Il se trouve que la réponse que je vais vous donner vous permettra de faire à la fois les deux : D"arrêter de fumer et de ne pas prendre du poids supplémentaire après l'arrêt du tabac.

Le sevrage du tabac se fait avec la racine de kudzu qui se prononce « koudzou ». Cette racine est utilisée en chine depuis l'antiquité, pour son pouvoir sevrant contre les accoutumances. En effet le kudzu possède de nombreux bienfaits antistress et anti-dépendances (sucres, tabac, alcool), ce faisant, l'appétit et les grignotages. Par ailleurs, il désintoxique le foie et améliore la qualité du sommeil. Il redonne de l'éclat à la peau. Les chinois l'utilisent pour se désintoxiquer après une cuite.

Conseil d'utilisation : Consommez l'équivalent de 1,5g de kudzu par jour en 3 fois (matin, après midi et soir) avec de la nourriture ou une boisson de votre choix. Pour cet effet prévoir une boite d'environ 200 gélules de 250 mg chacune.

Le tabac appauvrit le corps en vitamine C donc il est très souhaitable de combler cette carence en vitamine C naturelle ou de favoriser dans l'alimentation les fruits et les légumes riches en VC.

Pour éliminer le tabac rapidement du corps, quelques jours de jogging et de Sauna ou hammam associés à une cure de kudzu, vous feront le plus grand bien.

Il n y a aucune contre indication dans l'utilisation du kudzu et du tabac ensemble. Vous pouvez continuer à fumer en même temps que la cure. Vous verrez, vous diminuerez rapidement le nombre de cigarettes et au bout de quelques jours ou semaines vous vous arrêterez de vous fumer.

Les différentes causes du surpoids

Les causes endogènes

Après avoir exposé les causes exogènes, voici maintenant les causes endogènes.

Cette partie traite de la nature du patrimoine génétique de chacun, à savoir la nature pondérale, l'empreinte hormonale y compris l'impact de la ménopause sur le poids et la santé en général.

1 - La nature pondérale

La nature pondérale (poids du corps) propre à une personne est une conséquence directe de son patrimoine génétique. Ce patrimoine donne un caractère On ou Off. On, est un mot anglais qui veut dire en marche et Off, qui veut dire en arrêt ou éteint. S'il est On, il est en mode brûleur et s'il est Off, il garde plus de graisse qu'il n'en perd.

Qu'est-ce qui met le corps On et qu'est-ce qui le met Off ?

Ils existent des paramètres naturels <u>hormonaux</u> et <u>métaboliques</u>, qui régulent le poids. Quand ces paramètres sont équilibrés, le corps est en position On, c'est à dire, il brûle la graisse et l'utilise en tant qu'énergie et s'en sert également pour entretenir ses muscles. Au fur et à mesure que ses paramètres s'affaiblissent, le corps, tend à aller vers la position Off. Par conséquent, il tend à garder la graisse. Donc, ces paramètres gouvernent la vitalité et le poids du corps humain.

Concernant la nature pondérale, nous allons étudier l'impact métabolique et hormonal sur notre poids, santé et bien être.

2-Les paramètres métaboliques ou le métabolisme

Nous pouvons considérer la phase de digestion comme le prélude du fonctionnement du métabolisme. D'abord, au niveau de la bouche, l'alimentation broyée par les dents s'imprègne de salive, qui possède un caractère enzymatique et antiseptique. Puis cette alimentation longe le duodénum pour descendre dans l'estomac, où elle subit une phase complète de digestion, suite à laquelle elle passe dans l'intestin grêle. A ce niveau, le pancréas par le biais d'un petit canal, libère dans l'intestin grêle les enzymes digestives. L'enzyme des glucides est l'amylase, celle des protides, la protéase et celle des lipides, la lipase. Ces enzymes fractionnent la nourriture déjà digérée rendant son passage possible dans le sang à travers l'intestin. Les fibres, parties indigestes de l'alimentation sont déversées dans le côlon qui leur fait encore subir un traitement. A la fin le résidu est expulsé dans les selles.

Les glucides et les protides digérés et réduits, rejoignent les cellules du foie par une veine reliant l'intestin grêle au foie, où ils passent par un nouveau traitement. Ensuite, le foie libère les glucides dans le sang en glucose et les protides en acides aminés. Ces nouvelles formes sont destinées à nourrir les cellules du corps. Au passage, le foie garde une partie du glucose, qu'il emmagasine en glycogène.

Les triglycérides (graisses végétales et graisses animales) et le cholestérol (jaune d'œuf, abats...) apportés par l'alimentation quittent l'intestin grêle, sous forme de petites balles sous enveloppe de bile et rentrent dans les vaisseaux lymphatiques* où ils subissent encore une transformation (maturation) pour intégrer ensuite la circulation sanguine, vers leur dernière destination la cellule.

Lorsque les trois nutriments (glucose, acides aminés et graisses) arrivent au sein des cellules, la phase métabolique commence. Les nutriments passent chacun par une succession de réactions biochimiques, prise en charge par les enzymes métaboliques, secrétées par les cellules elles-mêmes. Les enzymes utilisées par la machinerie complexe des cellules, cassent encore les nutriments en infime parties autrement dit métabolites. Lors de cette subdivision, il y a de l'énergie (provenant des calories) qui se dégage. Cette action est connue en tant que catabolisme.

Les métabolites, plus une partie de cette énergie et de l'oxygène puisé dans l'hydrogène* intracellulaire sont dépensés pour la construction de nouvelles cellules. Cette construction se fait par la division cellulaire qui devient possible, grâce aux métabolites, à l'énergie et à l'oxygène. La division procure de nouvelles cellules pour renouveler les différentes parties du corps. Cette action est connue comme anabolisme.

Les deux phases qui constituent le métabolisme sont le catabolisme (la dégradation) et l'anabolisme (la construction).

Le métabolisme est une sorte de machine infernale qui ne s'arrête jamais, même pendant le sommeil. Il se déroule d'une manière ininterrompue (catabolisme, anabolisme). Toutefois, pendant le sommeil, son rythme diminue et s'adapte à la quantité de calories que nous utilisons pour le maintient du corps, qui est seulement de 50 à 80 calories par heure (voir le tableau des dépenses caloriques).

Le métabolisme est notre propre usine de transformation de protides, de glucides et de lipides en énergie et en métabolites constructives. Lorsqu'il est fort, il met le corps en mode brûleur grâce à l'énergie substantivé dans les nutriments. Lorsqu'il est faible, il engendre la fatigue, l'essoufflement et pour certaines personnes le surpoids, car les calories non libérées en énergie, sont stockées en graisses. Ce sont les manifestations les plus évidentes d'un métabolisme ralentit. En effet des poumons dont l'énergie est affaiblit, qui semblent fermés, bloqués où l'air ne circule plus librement est le signe d'un métabolisme défaillant. Un métabolisme faible prive également le cerveau et l'ensemble de l'organisme de substances nutritives et constructrices, malgré une alimentation abondante. En outre le corps tend non seulement à garder ses graisses, mais pire encore, il emmagasine les lipides et le glucose excédentaires, en graisse également. De cette manière, entre les pertes et les gains, la balance d'une personne en surpoids est toujours excédentaire.

Le métabolisme comprend deux concepts. Le métabolisme en tant que fonction et le métabolisme basal. Le métabolisme basal, est le résultat du travail du métabolisme en fonction. Il représente le niveau d'énergie dont l'organisme dispose pour assurer ses fonctions vitales. Donc, un bon métabolisme basal est alors cette énergie mesurable qui rayonne à partir de nos cellules, donnant force, vigueur et chaleur à notre corps. Lorsque le métabolisme basal est bon, nous disons j'ai un bon métabolisme, c'est à dire je me porte physiquement bien.

Toutes les personnes ayant un métabolisme faible ne sont pas forcément toutes enclines au surpoids. Il existe encore d'autres raisons. Mais toutes les personnes enclines au surpoids ont forcément un métabolisme à un certain degré faible.

Le cordyceps (Stimulateur métabolique) : Parmi les substances bénéfiques pour le métabolisme, le cordyceps *sinensis* dont une variété (le *Paecilomyces hepiali Chen)*, serait le meilleur choix. La caféine, le guarana et d'autres substances du même genre stimulent le métabolisme et la perte de poids, mais ne possèdent pas une portée aussi constructive que le cordyceps et elles ne sont pas toujours bien tolérées.

Le *Paecilomyces hepiali Chen*, connu sous le nom de « cordyceps » est un champignon très prisé en chine pour son effet sur le métabolisme général du corps humain. Il renforce l'endurance et améliore la qualité de la vie ; stimule la force physique ; réduit les dommages causés par les radicaux libres ; augmente le niveau d'énergie cellulaire et l'utilisation de l'oxygène favorisant une fonction pulmonaire respiratoire saine et profonde. Il soulage également les symptômes des patients souffrants de maladies respiratoires et en particulier les asthmatiques ; améliore la tolérance au froid et combat la fatigue ; rehausse la sensation du bien être, une conséquence directe de l'augmentation de la dopamine naturelle dans le corps. Par ailleurs, il facilite la reprise d'une activité physique et améliore les scores des sportifs.

Remarque : Le cordyceps augmente la dopamine qui a le pouvoir de relancer l'action métabolique. Mais attention, il n y a que la variété Paecilomyces hepiali Chen (Cs-4) qui recèle toutes ces qualités.

3 - L'empreinte hormonale

Cette empreinte exprime le caractère féminin ou masculin d'un individu. Les deux sexes possèdent les mêmes hormones sexuelles œstrogènes*, progestérone*, testostérone*, mais les quantités diffèrent. Chez l'homme, les hormones mâles telles que la testostérone, sont plus présentes que les hormones femelles œstrogènes et progestérone et c'est l'inverse chez la femme. Même si à l'analyse cette différence pourrait nous paraître minime, elle est assez significative pour déterminer les caractéristiques masculines ou féminines de la personne et notamment sa morphologie (forme). C'est ainsi que l'on parle de forme gynoïde (du grec *gyno, femme*), et androïde (du grec *Andros, homme*). Ces deux formes modèlent la corpulence chez l'homme et la femme.

4 - La forme gynoïde

La femme a tendance à prendre le surpoids sur le ventre, les cuisses et les fesses. Quand elle possède un peu plus d'œstrogènes qu'une autre, sa forme gynoïde s'exprime par les rondeurs marquées de la féminité. Parmi ces rondeurs nous trouvons la culotte de cheval. Ici le tissu adipeux, prend son assise autour des hanches et des fesses.

Conseil pour la culotte de cheval : Pour réduire la culotte de cheval, la femme équilibrera son alimentation par un apport d'huile d'onagre qui doit être associée à l'huile de bourrache et à la vitamine E, de préférence dans le même complément alimentaire. Cette huile très efficace, remodèlera cette zone en effaçant les saillies excédentaires.

5 - La forme androïde

L'homme prend du poids dans la partie supérieure du corps, le ventre et le thorax, mais il arrive qu'il possède un peu plus d'œstrogènes qu'un autre, alors il aura tendance à prendre du poids dans les fesses et les cuisses. Même si ce petit plus ostrogénique est minime comparée à celui de la femme, il pourrait lui occasionner des problèmes de surpoids. Pour l'homme, préserver son capital testostérone est une action juste qui protégera sa virilité. Il le fera grâce à la chrysine et au Tribulus Terrestris.

La chrysine : Est un flavonoïde (catégorie d'antioxydant) issu de la passiflore. On l'utilise pour inhiber la surproduction de l'aromatase. L'aromatase est une enzyme produite par le foie, dont la fonction est de convertir une partie de la testostérone en œstrogènes. Cette conversion est naturelle et crée un équilibre hormonal chez l'homme comme chez la femme.

Cependant après 50, la production de l'aromatase augmente par le foie. Si pour la femme en période de ménopause une petite montée d'œstrogènes arrêtera les bouffées de chaleur, pour l'homme cette augmentation sera néfaste parce qu'elle diminuera sa virilité. Mais tous les deux auront plus tard un excès d'œstrogènes et une carence en testostérone correspondants à chaque sexe.

En baissant le taux de l'aromatase, la chrysine évitera la déperdition de la testostérone (hormone anabolisante et antivieillissement) et fait baisser par la même occasion l'excès ostrogénique à caractère néfaste.

La chrysine est aussi un anti-inflammatoire puissant, qui protège de l'athérosclérose*, de la sténose (rétrécissement) des valves aortiques, du stress, de la sénilité et des cancers hormonaux dépendants, causés principalement par l'excès d'œstrogènes. D'autre part la chrysine calmera les montées de stress occasionnées par l'excès d'œstrogènes et des xéno-œstrogènes (œstrogènes chimiques nombreux dans notre environnement actuel).

Le Tribulus Terrestris : Le *Tribulus terrestris* est une plante ayurvédique qui permet d'accroître de 30 % la production de la testostérone.

Histoire vraie « Thibaut »

Thibaut se retrouvait en surpoids. Il avait de la graisse au niveau des fesses et des cuisses et un ventre assez développé malgré son jeune âge. Il voulait maigrir et améliorer l'état de ses muscles. Je lui ai conseillé le Tribulus Terrestris, le chrome (voir chrome), un régime hypoglucidique tel qu'il est présenté dans la deuxième partie de ce livre et la pratique d'une activité physique. Je l'ai eu au téléphone quelques mois après pour me demander s'il pouvait arrêter le Tribulus Terrestris. Puisqu'il était content des résultats. Alors je lui ai dit qu'il pouvait arrêter s'il le désirait et de garder le reste du traitement pour plus tard s'il en ressentirait le besoin. Mais j'ai insisté sur le fait de toujours garder l'activité physique qui lui permettra de faire perdurer les résultats obtenus.

6 - La prise de poids liée à la ménopause

Vous êtes peut-être de celles qui disent : " moi à vingt ans, je m'habillais en 38 et maintenant, en 46 " parce que peut-être qu'aujourd'hui vous avez 55 ans et que vous pesez 15 kilos de plus. Ceci est tout à fait courant et rentre la plupart du temps dans la normalité, ou parfois pris comme une fatalité ! Mais si tel est le point de vue, je vous assure que, contre ce type de fatalité vous pouvez toujours y faire quelque chose.

Supposons qu'une femme à l'âge de 20 ans, pesait 55 kilos, à 55 ans elle pèserait 70 kilos. Les 15 kilos quelle a amassé soit petit à petit, soit par à-coups durant les trente cinq années écoulées, représenteraient environ 25 % de plus que son poids à 20 ans. Les 25 % de surpoids qu'elle a accumulé, sont la conséquence directe des 25 % de la baisse de production de son potentiel hormonal. Ce n'est pas toujours le cas ; en période de ménopause la prise de poids pourrait être encore plus importante, ou cela pourrait être un revirement total.

L'homme, connaît également une baisse hormonale avec une prise de poids. Même si en apparence la corpulence pourrait rester à peu près la même, nous pouvons d'ores et déjà envisager sans le moindre doute que la masse grasse a gagné du terrain au dépend de la masse maigre (musculaire). Pour la même taille, sur la balance il enregistrera moins de poids. Donc rappelez-vous, on avait déjà vu que pour un même volume, les graisses pèsent bien moins lourds que les muscles.

Les hormones secrétées par les différentes glandes du corps humain, dont notamment une catégorie anabolisante (qui transforme les graisses en muscles), en l'occurrence la testostérone et la DHEA, ont une influence directe sur le poids corporel.

De ce fait, la ménopause qui arrive en général juste après 50 ans, a également une influence incontestable sur le poids, car elle marque le palier le plus important de la baisse du potentiel hormonal, chez la femme. C'est pour cette raison qu'à l'issue de cette période, certaine femme peuvent connaître la maigreur alors que d'autres l'obésité.

En dehors de l'histoire de Monia, il ne sera pas aisé de raconter d'autres histoires en exemples de thérapies d'utilisations pour les problèmes de surpoids liés à la ménopause, étant donné que ces problèmes forment une partie intégrante de cette période, qui, mérite un traité présenté dans son intégralité avec des exemples d'histoires de thérapies.

Et il va sans dire que le système hormonal mérite une attention particulière de par son ascendance sur tous les autres systèmes du corps humain. Il convient alors à toutes les femmes qui s'approchent de la ménopause, ou les hommes qui souhaitent garder leur virilité au top, d'étudier le sujet des hormones.

A ce sujet, j'ai réservé un ouvrage intitulé « Hormones Naturelles », dans le but d'explorer la baisse de la production hormonale et ses incidences sur notre poids et santé tout au long de la vie. Voici un extrait de ce livre, qui présente le fonctionnement naturel du système hormonal dans son état optimal, dans un corps jeune : «Les hormones sont donc le moteur qui stimule, tempère, apaise et forme nos organes. Elles agissent partout dans l'organisme pour que la vie se maintienne au plus haut niveau ; leur force est mesurable par la vigueur que le corps exprime. Ce sont des substances biochimiques véhiculées par le sang qui comportent des messages. Elles circulent dans notre système sanguin portant des informations qui régulent l'activité de chaque organe du corps. Elles harmonisent l'ensemble des fonctions de l'organisme et régulent les rythmes chronobiologiques du réveil au sommeil ».

Dans le livre « Hormones Naturelles », vous trouverez des explications sur le fonctionnement du système hormonal, l'impact de la ménopause et de l'andropause sur le poids, la santé et le vieillissement en général. Vous trouverez également toutes les clarifications sur les différentes hormones de substitution, y compris les hormones naturelles et les précurseurs* hormonaux, ainsi que les nombreuses précautions qui s'imposent avant de débuter un traitement hormonal, à savoir :

-Pourquoi un traitement hormonal de substitution ?
-À quel âge peut-on prendre des hormones ?
-Qui peut prendre des hormones ?
-En cas d'éventuels antécédents familiaux cancéreux que faire ? Etc.

Ne vous laissez pas surprendre par les déséquilibres que le passage de la ménopause, peut engendrer chez la plupart des femmes. Il vaut mieux anticiper par la connaissance du sujet pour savoir comment agir efficacement, afin d'éviter tous les désagréments et la prise de poids liée à cette période.

Toujours dans les causes endogènes nous allons maintenant continuer pour découvrir l'influence des carences vitaminiques et minérales, de la fatigue, du stress, de la constipation, de l'inflammation intestinale, de la thyroïde et de l'hyperglycémie sur notre poids santé.

7 - Les carences minérales et vitaminiques

Certaines carences en vitamines et en minéraux, peuvent provoquer de l'embonpoint parce qu'elles pousseraient une personne à l'excès de nourriture. Inconsciemment, la personne tentera de combler une carence.

Voici les trois exemples les plus pertinents en carences minérales et vitaminiques et les conséquences que cela peut engendrer du point de vue pondéral : Le calcium, le chrome et la vitamine C.

Le calcium : Une personne adulte qui a un déficit en calcium, aura envie de boire du lait. Mais le lait est riche en lactose (sucre de lait) et lorsqu'il est entier, il l'est, en acides gras saturé. L'excès de lactose et d'acide gras saturé font grossir. Pour le calcium, il vaut mieux manger trois portions de laitages pauvres en acides gras (0% à 15% de matière grasse), cette quantité couvre généralement les ANC (Apports Nutritionnels Conseillés) journaliers. Encore une fois de plus nous savons tous que le lait est indigeste pour les adultes, il se retourne contre le système digestif comme un poison. Les enfants tolèrent le lait grâce à une richesse enzymatique qui existe encore dans leur système digestif, mais pas les adultes.

Il existe également des compléments alimentaires qui contiennent à la fois du calcium et de la vitamine D, avec des apports journaliers mentionnés. Ces compléments concernent surtout les femmes après un accouchement ou après cinquante ans dont les besoins en calcium et en vitamine D, sont évidents. Il faut en faire de temps à autre une cure, mais ne jamais les prendre en continu, à cause des résidus calciques qui se déposent sur les parois des artères constituant ainsi un danger pour le système cardiovasculaire.

Le chrome : Dans une stratégie minceur, le chrome est un minéral indispensable. En effet, une carence en chrome facilite la prise de poids et prédispose une personne au diabète type 2. Cependant, toute personne en surpoids, n'est pas forcément prédisposée au diabète type 2, mais elle peut tenter une cure de chrome pour surmonter le grignotage et renforcer l'action de la perte de graisse.

La vitamine C : Une personne qui a une carence en vitamine C, aurait tendance à vouloir manger et ne pas savoir ce qu'elle a envie réellement de manger, une sorte de confusion. Ceci la pousse à grignoter et à manger salé, sucré etc. Finalement elle aura tellement mangé qu'elle aura l'impression d'être écœurée, sans avoir même comblé cette carence. Si cela vous arrive, prenez de la vitamine C, le phénomène et ses manifestations céderont presque instantanément et la personne saura ce qu'elle a envie de manger et en quantité normale. La personne qui a envie de maigrir fera une cure de vitamine C naturelle. Elle pourra également opter dans son alimentation pour les fruits et les légumes riches en vitamines C : Kiwi, orange (tous les agrumes), salade verte, persil, poivron vert ou rouge. Les poivrons qu'ils soient crus ou cuits contiendront toujours de la vitamine C.

Afin de faciliter la satiété et la perte de poids, un livre sur les vitamines et les minéraux qui comporte un test, aidera à trouver ses éventuels carences et les combler chacune par un apport minéral naturel adéquate jusqu'à la disparition des symptômes, En même temps, il faudra adopter à long terme une alimentation variée pour améliorer les apports vitaminiques et minéraux.

8 - La fatigue

La fatigue est une entrave au bon déroulement d'une alimentation correcte. Lorsqu'on est fatigué, on a tendance à faire recours aux remontants comme le café, thé, vin, cigarette, chocolat, sucreries, viennoiseries, sodas et même sodas dopants, pour tenir le coup. Dans certain cas on a tendance à manger plus et bouger moins que d'habitude, ce qui entraîne la plupart du temps une prise de poids.

La fatigue a plusieurs origines : une ou plusieurs carences vitaminiques ou minérales, une carence en oméga 3, un système immunitaire un peu trop sollicité par un organe, ou un secteur du corps malade ou en convalescence. Elle peut être dû tout simplement à la pollution, au manque de soleil et d'oxygène ; elle peut être mentale dû à une situation qui éprouve la personne. Il y a maintes raisons à la fatigue... Et rarement, la fatigue peut cacher une maladie infectieuse dont la personne n'est pas consciente. Même si la fatigue est d'origine infectieuse (et qui doit être pris en charge médicalement), un complément alimentaire adapté à un traitement allopathique en cours, peut réellement améliorer les conditions physiques de la personne malade.

La personne qui n'est pas malade et qui vise la perte de poids, peut également surmonter la fatigue par l'ajout d'un complément alimentaire. Mais dans la mesure du possible, dégagez du temps pour vous reposer. En effet, les quatre éléments basiques d'une bonne santé sont : bien respirer, s'alimenter correctement, dormir suffisamment et évacuer les déchets du corps totalement. Cette séquence représente l'ordre biochronologique naturel par lequel commence le cycle de la vie. A la naissance la première chose qu'un bébé fait c'est respirer, ensuite manger, puis dormir et à la fin, faire ses selles. Ce livre contient tous les conseils pour arriver à faire la séquence chez l'adulte correctement.

Conseil : Tout en respectant le cycle de la vie, en cas de fatigue, faire une des cures suivantes : Cordyceps, ginseng, algues (spiruline ou chlorelle), jus de noni ou gelée royale (de préférence fraîche)... C'est une très bonne chose de découvrir ces alicaments (aliments qui guérissent), à raison d'une cure différente chaque fois que l'on éprouve de la fatigue ; car chacun de ces alicaments, recèle un trésor de nutriments et de bienfaits.

Cependant en cas de fatigue chronique, on doit vérifier des éventuelles carences en iode, en magnésium et en vitamine D.

Une consultation en naturopathie pratiquant un Oligoscan* complet pour détecter les carences minérales, les excès en métaux lourds ou certaines prédispositions à des maladies, est également une bonne solution afin de recevoir les conseils d'une manière ciblée.

Toutefois, bien que l'oligoscan détecte les carences minérales, les métaux lourds et certaines prédispositions, une éventuelle pathologie infectieuse en cours est déterminée par une analyse de sang.

9 - Le stress

Le stress encore plus que la fatigue, déséquilibre l'organisme de maintes façons et bouleverse les habitudes alimentaires en poussant éventuellement l'individu à la consommation de sucreries, d'alcool ou de tabac. Le stress est un état qui se traduit par des signes psychiques et des réactions physiologiques non optimales, telles que la colère, l'anxiété ou la sensation d'être submergé par les événements de la vie ou les devoirs quotidiens etc.

Conseil : L'huile essentielle de basilic doux ou le « Rescue » sont généralement efficace contre le stress.

Pour plus d'information sur l'huile essentielle de basilic doux, se référer au chapitre « Les huiles essentielles ».

Le Rescue : Qui se prononce « resquiou ». Rescue est substantivé du verbe infinitif de la langue Anglaise to rescue : secourir. Le Rescue est un élixir qui agit sur le stress intense et de ce fait aide une personne à mieux gérer d'éventuelles situations difficiles. Il existe du Rescue en granules homéopathiques sans alcool.

Le docteur Bach est un médecin Anglais qui avait mis au point 38 remèdes homéopathiques à bases d'élixirs de plantes qui traitent les émotions négatives. La série comporte le nom des « Fleurs de Bach » dont le Rescue.

Usage interne : Prendre 3 gouttes sous la langue 3 à 8 fois par jour selon les besoins : c'est-à-dire tant que le stress est là, continuez lorsqu'il n y a plus de stress, arrêtez et reprenez le jour suivant, jusqu'à la fin de la cure.

10 – La constipation

Un transit intestinal sain, est la première chose qui doit venir à l'esprit, lorsqu'une personne cherche à d'atteindre le poids proportionnel et durable. Les personnes qui, suite à un régime perdent du poids, si le transit intestinal n'est pas complètement réhabilité, au bout d'un certain temps, reprendront tout le poids qu'elles ont perdu. En outre, la constipation crée de la graisse autour des organes digestifs notamment au niveau du foie. Ces graisses retarderont la progression de la perte du poids et empêcheront la stabilité d'un IMC atteint. Donc, dans la volonté d'amener le corps à son poids normal, nous ne pourrons jamais négliger le transit intestinal et d'ailleurs en aucun cas.

Ainsi, un nettoyage du système digestif et l'amélioration de son fonctionnement, rejailliront sur le poids, le teint, l'haleine, le volume du ventre. Ces actions auront également un impact positif en ramenant la plupart du temps l'appétit à la normalité.

Les causes de la constipation : Les causes de la constipation sont nombreuses. Elles peuvent être bénignes ou pathologiques. Cependant ici nous allons découvrir les causes courantes de la constipation et les solutions naturelles qui permettent de rétablir une meilleure fréquence des selles. Pour cela, plusieurs actions pourraient être entreprises.

Dans la liste qui va suivre, nous n'allons pas établir un ordre précis d'action, mais chacun trouvera l'ordre d'importance de ses propres problèmes liés à cette constipation. Il y a la paresse du côlon, l'inflammation du système digestif, les colites, les ulcères, les infections intestinales et les carences en probiotiques.

Cependant quelque soit le problème rencontré, la pierre d'achoppement * qui a fait que le transit un jour a basculé, est la faiblesse ou l'encrassement du foie et par conséquent de la vésicule biliaire à cause d'une hygiène alimentaire absente. Donc, la santé du foie et de la vésicule biliaire doivent être revues afin d'obtenir le maximum de résultat dans la quête du rétablissement d'un bon transit intestinal.

Le foie et la vésicule biliaire : Le foie est un organe important dans la santé des intestins et de la vésicule biliaire. Lorsqu'il est régénéré, il produit une plus grande quantité de sels biliaires et de meilleure qualité. Les liquides biliaires assainissent le milieu intestinal et facilitent l'hydratation et le glissement des selles. Ils émulsionnent les graisse et assurent leur transport vers les canaux lymphatiques. Ils participent à un meilleur taux de cholestérol. Ainsi, une cure hépatique sera sans doute bénéfique pour le foie, la bile, les intestins et l'ensemble de l'organisme.

Tisane hépatique : Voici une tisane composée de chardon marie 40g, anis vert, cumin en semences, chardon bénit, boldo et camomille romaine, 10g de chaque, pétales de souci, feuilles d'artichaut 5g de chaque. Mettre la moitié d'une cuillerée à soupe du mélange dans deux grands verres d'eau et porter à ébullition, laisser infuser 15 minutes, passer et boire en deux fois, chaud ou froid après les repas.

Le côlon paresseux : Quelque soit l'état du transit ou les causes de la paresse du côlon, un nettoyage s'impose afin de remettre les compteurs à zéro. En plus, dans une lutte contre le surpoids, le nettoyage du côlon est la première action qui doit être faite. Cette action imprimera une accélération dans la perte de plusieurs kilos et une bien meilleure santé générale.

Le nettoyage du côlon par le chlorure de magnésium : Le nettoyage pourrait se faire à l'aide du chlorure de magnésium, un minéral aux mille et une vertu. Des naturopathes et des médecins avertis ont écrit des livres sur les nombreux bienfaits du chlorure de magnésium et son efficacité dans de nombreuses pathologies infectieuses. En plus de son pouvoir de bon stimulant du système immunitaire, il agit également contre la fatigue et le stress.

Pendant que le chlorure de magnésium est vendu en pharmacie, le « nigari » la forme naturelle du chlorure de magnésium, est vendu en magasins diététiques. En comparaison, le plus du "nigari", est un apport non négligeable de minéraux et d'oligo-éléments marins. Il est généralement utilisé pour préparer le tofu. Son coût est très abordable.

Dans une action menée contre le surpoids, le nigari peut être très utile pour booster la perte de poids par un nettoyage intestinal. Ce nettoyage est fait au début, à raison de deux fois par mois pendant 2 mois. Puis une fois par mois pendant 3 mois. Ensuite continuez à le faire de temps à autre si le besoin est ressentit, ou une fois tous les 6 mois.

Entre temps, il faut profiter de tous les autres conseils dans ce livre pour permettre aux intestins de réapprendre un fonctionnement optimal et durable.

Le sachet de nigari est de 100g à utiliser en 10 fois (lire les contres indications). Prendre chaque fois 10g, à dissoudre dans 1 litre d'eau de préférence peu minéralisée en remuant le liquide pour homogénéiser le mélange. Pour une action efficace, boire le contenu en une heure environ. Le chlorure de magnésium ne provoque pas de diarrhées, mais il nettoie assez bien les intestins, donc il est préférable de le faire par exemple le dimanche matin et surtout à jeun.

Sur un estomac vide, la dernière gorgée mettra 10 minutes pour atteindre les intestins et les premières selles viendront environ deux heures après la consommation totale de cette boisson. Une fois que qu'erlle est entièrement consommée, si son goût un peu amer vous indispose vous pouvez continuer à boire de l'eau ou du thé pour se rincer la bouche, buvez tant que vous voulez. Deux heures après la fin de la boisson "nigari", vous pouvez manger.

En cas de constipation chronique, il est conseillé d'avaler la veille une cuillerée à soupe de psyllium avec un grand verre d'eau.

Après l'utilisation du chlorure de magnésium, il serait souhaitable, le soir avant d'aller au lit, de mélanger une cuillerée à soupe rase de charbon dans 1 verre d'eau et l'avaler. Cette action finira la purification intestinale.

Le chlorure de magnésium (nigari) est un minéral très bénéfique pour toutes les raisons évoquées plus haut y compris celle du transit intestinal. Toutefois, pour qu'il demeure toujours un bon allié, comme toute bonne chose, je vous déconseille d'en abuser.

Contre indication : L'utilisation quotidienne du chlorure de magnésium cause la déshydratation. Il est proscrit (totalement interdit) dans les problèmes rénaux ou l'insuffisance rénale même à ses débuts, ainsi que l'anémie, l'hémophilie, l'hypertension et le diabète.

Conseil (Le psyllium pour stimuler le côlon paresseux) : Il y a plusieurs manières de stimuler un côlon paresseux afin qu'il sorte de l'atonie qui a occasionné la constipation chronique. Nous allons découvrir un moyen doux, simple, naturel et efficace qui est le psyllium.

Les graines du psyllium sont très indiquées dans la constipation notamment celle causée par des selles dures, grâce à leur grande richesse en mucilages (fibres solubles). Les mucilages sont des substances végétales, qui gonflent au contact de l'eau en prenant une consistance visqueuse, semblable à la gélatine. Ils augmentent le volume des selles et par conséquent leur fréquences, en leur donnent un aspect visqueux, qui facilite leur expulsion. Les kiwis et la papaye contiennent également des mucilages mais en quantité moindre.

Conseil d'utilisation : Le psyllium peut être ajouté pendant le dîner à un plat, un yaourt ou à une compote de pomme, à raison d'une cuillerée à soupe. Il peut être absorbé aussi, comme un granulé à l'aide d'un verre d'eau pendant le dîner ou avant d'aller au lit.

les kiwis sont consommés à raison de 2 à 3 par jour, pour plus d'efficacité les choisir dans les mûres. La papaye (fruit frais) est également bénéfique pour le transit intestinal à condition d'en manger suffisamment et régulièrement.

L'inflammation du système digestif : L'inflammation, les colites et les ulcères digestifs, peuvent être provoqués par des substances non tolérées tels que certains médicaments, le gluten ou la cigarette. Ils peuvent être également provoqués par des agents infectieux tels que le *Helicobacter pylori* qui cause entre autre l'ulcère de l'estomac ou par un mauvais fonctionnement de la bile, sans oublier une cause importante : le stress.

Les sucs gastriques, un liquide biologique acide, produit par les glandes de l'estomac, lorsqu'ils atteignent les parois digestives enflammées, provoque une des réactions suivantes : douleurs, spasmes, sensation bizarre au creux de l'estomac, envie de manger ou de grignoter. Cette fausse faim pousse la personne à manger. Elle n'est en réalité qu'une réaction consciente ou inconsciente en vue de calmer des brûlures, une angoisse, ou une sensation bizarre au creux de l'estomac. En outre, l'inflammation du système digestif est très dérangeante et inesthétique pour le ventre de par les gaz, les ballonnements qu'elle peut provoquer.

Les ulcères, les colites (petites lésions) et l'infection intestinale, non seulement empêchent le regain d'un ventre plat ou normal, mais ils empêchent aussi le passage des selles. La personne pourrait aller plusieurs fois par jour à la selle, sans toutefois produire des quantités suffisantes C'est une réaction autoprotectrice de la part du côlon afin d'éviter les douleurs provoquées par ce passage. Les selles avancent, le côlon se contracte pour les faire reculer. Ces mouvements engendrent des spasmes* des ballonnements et des gaz. Quant aux selles, elles arrivent par petits bouts, se présentant parfois comme des crottes de lapin.

Les huiles essentielles et les probiotiques sont très efficaces contre l'inflammation intestinale, les ulcères et les colites.

Remède amincissant, anti-inflammatoire et anti-infectieux) : Ce mélange d'huiles essentielles (géranium, cumin et thym), est efficace contre les ulcères, les colites, l'inflammation et même les infections de l'appareil digestif et par conséquent la constipation. Il est également bénéfique pour lutter contre la mauvaise haleine. Il régule l'appétit et diminue le grignotage. Par ailleurs il est hypoglycémiant et par conséquent amincissant et astringent*. En outre, chaque huile comporte d'autres nombreux bienfaits à découvrir dans le chapitre des huiles essentielles. pour le mode d'emploi, lire l'histoire de Samira.

Contre indication : Ce remède est déconseillé généralement à partir de 50 ans à cause de l'huile essentielle de géranium qui a un caractère hémostatique (antihémorragique, coagulant). Même si elle comporte un caractère hypoglycémiant, l'huile essentielle de géranium est proscrite en cas d'hypertension et de diabète même à leurs débuts.

H.E. de camomille et de genièvre : En cas d'hypertension et de diabète, les huiles essentielles camomille et genièvre peuvent être utilisées contre les colites et les spasmes gastriques (se référer au chapitre : Les huiles essentielles).

Histoire vraie « Samira»

Voici un cas réel où le remède d'huiles essentielles de géranium, cumin et thym, a été employé.

A quelques 25 ans de là, j'avais soigné une parente qui souffrait d'un ulcère à l'estomac. Cette personne avait subi une longue période de grand stress. A l'époque elle n'avait encore que 36 ans. Elle avait suivi un traitement contre cet ulcère. Tant qu'elle fut sous médication tout allait bien. Mais à chaque fois qu'elle pensait être guérie, elle arrêtait son traitement. Deux à trois semaines après, l'ulcère se manifestait de nouveau. Mais chaque fois qu'il y avait un arrêt, les douleurs étaient encore plus fortes que la fois précédente, même si le traitement durait de longs mois. Donc ces médicaments là, n'étaient que palliatifs.

Cette manière de procéder d'arrêter et de reprendre le traitement, Samira l'avait répété plusieurs fois. La toute dernière fois la crise fut insupportable. Son mari appela le médecin de famille qui lui administra un médicament pour arrêter la douleur. Le lendemain, j'étais la voir et comme j'avais du géranium sous la main, j'en pris avec moi. Après la reprise du traitement elle alla mieux. Je lui avait expliqué que si, elle ne voulait pas subir une nouvelle crise, elle devrait suivre scrupuleusement son traitement. Elle me répondit : " Je souhaite plutôt trouver une véritable solution à mon problème ". Elle continue : " à mon âge, je ne veux pas devenir esclave d'un médicament, aussi parfait fut-il !". Puis elle me regarde et me dit : "pour changer, je voudrais bien essayer un traitement naturel, est-ce que tu as quelque chose pour moi ?" . Je souris avec satisfaction et je réponds, qu'on va essayer le géranium.

Je lui ai conseillée du géranium Pélargonium à raison de deux gouttes une à deux fois par jour. Le géranium était très efficace, mais trop parfumé, il n'était pas tout à fait digeste, cela lui coupait vraiment l'appétit. Alors j'ai réfléchi à comment vais-je l'améliorer ? En réalité, c'est le tout premier remède que j'allais formuler et dont je demeure fière.

Pour rendre le géranium digeste, j'avais pensé au cumin pour toutes ses qualités bénéfiques pour le système digestif. Samira a pris le mélange pendant une semaine, et puis elle me dit : " c'est de loin meilleur, j'ai arrêté les médicaments et je n'ai plus du tout mal, je mange ce que je veux, mais j'ai du mal avec le goût (en parlant du remède)". Évidemment, j'étais d'accord pour mieux faire. Donc pendant deux jours j'ai étudié le coup et j'ai décidé d'y ajouter une petite larme d'huile essentielle de thym. Alors *cela me donna 60 gouttes d'huile essentielle de géranium + 40 gouttes d'huile essentielle de cumin avec 7 gouttes d'huile essentielle de thym à thymol, pour toutes les qualités bénéfiques dans la nature de cette huile. C'est une huile essentielle à caractère très dynamisant, lorsqu'elle fut ajoutée au mélange, elle avait allégé la densité aromatique marquante des deux autres huiles. Donc le mélange était devenu encore plus digestes. En plus l'H.E de thym, dans un mélange, même en très petite quantité, s'imposait par son caractère fort ainsi que par ses avantages.*

Enfin la formule tournait très bien et Samira était très contente. Elle avait pris ce remède avec assiduité à raison de 3 gouttes tous les matins à jeun sur un peu de miel pendant 3 ans. Elle a été totalement guérie et pendant toute cette période et de longues années après, elle a maintenu un poids idéal, un très bon transit intestinal et un ventre plat. Cela fait maintenant 25 ans, qu'elle n'a jamais plus parlé d'ulcère d'estomac.

Et pour finir le chapitre de la constipation, nous allons enfin découvrir les probiotiques et leur rôle dans la santé digestive et immunitaire.

Les probiotiques : La probiotique est la flore bactérienne propre aux différentes muqueuses internes de l'organisme (intestinales, vaginales, buccales...). Elle le défend contre les bactéries pathogènes intruses. Cette flore fait partie des micro-organismes qui constituent notre système immunitaire. Lorsqu'elle est carencée et par conséquent déséquilibrée (à cause des abus médicamenteux ou antibiotiques), les organes digestifs, notamment le côlon, sont perturbés. Une complémentation en probiotiques rééquilibre la flore intestinale présente, traite les colites, l'inflammation du côlon et de ce fait régule le transit intestinal. Cette action rejaillira positivement sur le volume du ventre et la santé immunitaire.

Il existe des probiotiques pour nourrisson, enfants, adultes et personnes âgées, qui rééquilibrent la flore bactérienne selon les besoins et l'âge de la personne, en vu d'une meilleure probiotique et d'un meilleur transit intestinal.

Pour rééquilibrer la flore intestinale, apaiser l'inflammation et améliorer le transit, les trois souches les plus importantes sont l'*acidophilus,* le *lactobacillus* et le *bifidobacterium.*

Il existe également des probiotiques qui gèrent le poids et d'autres qui sont destinées à lutter contre l'excès de cholestérol.

La souche probiotique qui a une portée minceur, le *lactobacillus gasseri,* est une souche qui cible surtout la graisse du ventre. Alors que l'autre souche, le Lactobacillus reuteri, est destiné à la santé cardiovasculaire du fait qu'il réduise l'excès de cholestérol.

Il est préférable de rééquilibrer d'abord la flore intestinale par l'*acidophilus,* le *lactobacillus* ou le *bifidobacterium* pour rétablir un bon transit intestinal. Ensuite, utiliser le *lactobacillus gasseri ou le lactobacillus reuteri* selon les besoins.

Voici une autre souche très intéressante dans l'inflammation intestinale en général et dans l'inflammation provoquée par l'intolérance au gluten. Elle est aussi une aide appréciable dans la maladie de Crohn : C'est le *lactobacillus* GG. grâce à sa douceur extrême, les enfants qui se plaignent souvent d'avoir mal au ventre peuvent également en bénéficier. En effet, les enfants qui disent souvent avoir mal au ventre n'est pas toujours un caprice comme on a tendance à le croire.

Histoire vraie
« La petite fille qui avait souvent mal au ventre »

Lorsque cette petite fille était née elle avait des selles liquides comme de l'eau malgré un allaitement mixte. La mère continuait à s'inquiéter bien que d'après différents avis c'était chose tout à fait normale. Quand la petite fille eut 3 moi, elle avait des selles toujours liquides. Alors sa mère m'avait un jour posée la question et je lui avait conseillée des probiotiques pour nourrisson vendues en pharmacie. Bref, c'était un succès, la petite fille a commencé à avoir des selles normales. Elle avait eu un allaitement mixte, avec une alimentation adéquate à son âge jusqu'à 18 mois. Plus tard, le temps est venu pour la faire passer à une alimentation pour enfan de son âge. J'ai remarqué qu'elle avait souvent un ventre gonflé. Évidemment un enfant en bas âge a toujours un ventre un peu développé, mais il y a une différence entre un ventre un peu développé et celui qui est gonflé. En plus, elle se plaignait souvent d'avoir mal au ventre. Son pédiatre ne voyait rien de méchant à cela. Lorsqu'elle a dépassé ses 5 ans de plusieurs mois, sa mère trouvait qu'elle était un peu en surpoids. Je lui ai conseillée une cure de probiotiques de lactobacillus GG. A la fin de la cure de 30 jours, la petite fille ne s'était plus jamais plaint de son ventre, qui avait dégonflé. Puis sa silhouette s'était affinée. Ainsi pour les deux raisons suivantes, d'une part étant donné la nature sensible de ses intestins et d'autre part à la suite d'une éventuelle antibiothérapie, cette petite fille devrait absolument bénéficier d'une cure probiotique pour rééquilibrer sa flore intestinale et chaque fois qu'elle en aurait besoin.

Remarque importante : Généralement plusieurs souches probiotiques doivent être utilisées sur un estomac vide au moins une demi-heure avant une prise alimentaire. Grâce à sa résistance aux sucs gastriques le *lactobacillus* GG, est facile à l'emploi. Les enfants, absorberont le contenu de la gélule au moment d'un repas, par exemple dans une cuillerée de yaourt.

Rappelez-vous toujours, qu'il n y a pas de minceur durable sans transit intestinal sain.

---

11 - La thyroïde

La thyroïde est la glande endocrine la plus volumineuse. L'équilibre du corps en dépend. Elle assure maintes fonctions et prête main forte au métabolisme, en augmentant la thermogenèse (température du corps). Cette action aide à brûler les graisses corporelles.

Conseil : Lorsque vous ne savez pas d'où vient l'excès du poids ou si vous trouvez qu'il devient plus difficile de contrôler votre poids, **demandez à votre médecin de vérifier le fonctionnement de la thyroïde et le taux glycémique sanguin par une analyse.**

Concernant la thyroïde : Si d'après les analyses il y a hypo ou hyperthyroïdie, c'est votre médecin traitant ou le spécialiste en charge qui vous prescrira un traitement allopathique. S'il existe une petite faiblesse non pathologique liée à la nature ou à l'âge de la personne, essayez le jus de Noni, le chlorure de magnésium, le Cordyceps ou les algues hyper-iodées comme le fucus.

12 - L'hyperglycémie

Une personne qui à déjà un parent diabétique, surtout si c'est la mère, est prédisposée au diabète. Cependant si cette personne voudrait éviter le diabète, elle pourrait y arriver à condition de s'y prendre assez tôt. Pour cela, dès qu'elle constate le moindre changement indésirable dans son poids, elle applique les données dans ce livre pour maintenir son poids santé et prendre les bonnes habitudes alimentaires pour le maintenir.

Cependant, bien que ce livre puisse aider une personne prédisposée à retarder l'apparition d'un éventuel diabète ou hypertension, pendant de longues années (environ une décennie au moins), néanmoins il n'est pas spécialisé dans ces sujets. Même s'il existe des points communs entre la prise en charge d'une personne en surpoids et une personne diabétique, il en demeure que ces deux sujets restent assez différents. Si des informations se contentent de traiter le diabète lorsqu'il est là comme un sujet uniquement environnemental, je dirais que ces informations manquent d'expérience et de réalité sur la souffrance et le dilemme du diabétique. Cependant l'on ne peut jamais parler de surpoids sans aborder ce sujet avec celui de l'hypertension un tant soit peu.

Parmi les personnes en surpoids, il n y aura que chez les personnes qui sont prédisposées au diabète type 2 (appelé également diabète gras ou sucré), que cette maladie se manifestera à l'âge typique si bien sûr ces personnes n'ont rien fait pour l'éviter. Cet âge est aux alentour de 50 ans. Les autres personnes, peuvent avoir un gène ou une nature qui les protège contre cette maladie tout au long de leur vie. Mais le diabète type 2 est une raison suffisante pour mettre toutes les personnes autour de 50 ans et en surpoids au banc d'essai, afin d'éviter l'éventualité de cette maladie. Toutefois avec le surpoids, si on n'est pas diabétique on contracte les maladies cardiovasculaires. Il faut savoir qu'il n'existe pas de diabète type 2 sans hypertension. Cependant, l'hypertension sans diabète, existe.

Conseil : S'il y a hyperglycémie même légère commençant à 1,07g/L, ou un tout début de diabète à partir de 1,15g/L, utiliser le régime hypoglucidique, l'activité physique adéquate à votre condition physique et tous les conseils ne comportant pas de contre indication au diabète et à l'hypertension.

13 - L'hypertension

Il est rare que l'hypertension existe chez une personne avant 45 ans. Néanmoins, elle commence à s'installer petit à petit quelques années auparavant. Elle se manifeste d'abord par l'anxiété (une des manifestations du stress) puis cette anxiété deviendra de plus en plus grandissante au fil des années et finira par un stress intense lié à l'hypertension. Alors la personne se sent super stressée, mais il ou elle ne sait pas que le stress intense et les maux de tête ressentis à partir de 50 ans, sont liés à l'hypertension. Le diabète et l'hypertension sont des maladies qui s'installent dans le corps insidieusement. C'est pour cette raison qu'il faut faire des analyses tous les 6 mois à partir de 45 ans. Dès le début, il faut prendre en charge rapidement ces deux phénomènes nuisibles et dès qu'ils pointent du nez, dans le but d'une meilleure santé et d'un meilleur espoir de longévité. Cependant il y a beaucoup à dire sur ces deux maladies. Mais si les données de cet ouvrage sont scrupuleusement appliquées, une personne prédisposée, pourra les éviter jusqu'à 60 ans, sans problèmes. ensuite un autre débat commencera.

Conseil : En plus du régime hypoglucidique et l'activité physique, l'huile essentielle de citron vert et l'huile essentielle d'orange douce sont des bons alliés contre l'hypertension et le stress. Elles peuvent être utilisées seules en cas d'hypertension légère ou en adjuvant d'un traitement contre l'hypertension.

Toutes les deux sont des huiles très douces qui ne contrarient en rien le système digestif (voir chapitre huiles essentielles).

Conclusion de la première partie

Cette première partie traite des causes du surpoids. Les actions qui s y rapportent peuvent être faites en prélude d'un régime amincissant ou en même temps.

Il y a des personnes qui veulent perdre quelques kilos et d'autres qui ont dépassé la ligne rouge. Quoiqu'il en soit, toutes les personnes trouveront les solutions qui leur sont appropriées. Il faudra alors, évaluer la situation selon l'âge, le potentiel hormonal, les maladies ou l'utilisation des médicaments en cours, et faire le tri. Ensuite, procéder d'une façon correcte pour redresser la situation, chaque fois en utilisant le conseil adéquat.

Nous prévoyons du court terme, c'est à dire, la perte du surpoids en cours. Et nous prévoyant du long terme, c'est à dire, l'acquisition d'un savoir faire, qui accompagnera la personne tout au long de sa vie, afin d'avoir le contrôle de son poids à volonté sans privation ni excès, grâce à un savoir faire et à des astuces exposées dans ce livre.

Peut-être auriez-vous déjà perdu les quelques kilos qui vous gênent avant même d'arriver à la deuxième partie, qui traite d'un régime hypoglucidique. Mais jusqu'au bout, vous aurez tous les renseignements nécessaires à votre réussite quel que soit votre âge ou votre profil. Lisez et relisez, faîtes et refaites. A chaque fois vous y gagnerez quelque chose. A vous de jouer !

Deuxième partie

Les glucides

Depuis 1976 les recherches scientifiques ont commencé sur les glucides et leur impact sur notre santé. Il s'est avéré que cette piste était très payante. Les graisses qui encrassent nos artères, qui donnent la cellulite et qui tapissent l'intérieur et le dessus de notre estomac, ont pour origine l'excès de mauvaises graisses mais également et surtout l'excès de glucides qui font la majorité dans notre alimentation. L'excès de glucides, quelque soit leur origine, crée l'hyperglycémie qui est à la source de l'augmentation des graisses corporelles.

Nous savons depuis longtemps que la consommation de mauvaises graisses cause sûrement le mauvais cholestérol, mais l'excès de glucides fait également autant. Généralement, lorsque nous sommes correctement renseignés sur les bonnes et les mauvaises graisses, il est aisé pour nous de contrôler la quantité et améliorer la qualité (voir chapitre acides gras). Mais nous avons du mal à éviter ou contrôler les glucides. La consommation abusive des glucides qu'ils soient simples (rapides) ou complexes (lents) provoque chez la plupart d'entre nous, l'excès de poids. ***Des glucides, il en faut, mais attention à l'excès.***

Parmi les glucides que nous utilisons nous allons faire focus sur une denrée substantivée, provenant des fruits et des légumes : le sucre. Un édulcorant tellement adoré par nos papilles, mais dont l'excès est tellement néfaste pour notre corps.

Le sucre

Le sucre blanc, sucre roux, sucre de glace (sucre en poudre qui sert à marbrer les mille feuilles ou à saupoudrer les beignets) de la semoule de sucre, le sucre de canne, le sucre blond, le sucre vanillé, la mélasse de sucre, le sucre bio, le sucre complet, le sucre intégral, tout cela c'est du sucre. Le sucre n'est pas du tout nécessaire à notre alimentation, au contraire, son excès est indéniablement une source de surpoids. Pour les terrains propices, il cause le diabète et les maladies cardiovasculaires. En outre, lorsque à un certain âge mûre notre potentiel antioxydant s'affaiblit, le sucre en excès n'étant pas dissout et éliminé par les antioxydants caramélisera nos cellules. Donc en d'autres termes, l'absence ou la carence d'antioxydants, plus la présence de sucre en excès, se transforme par la chaleur du corps en caramel étouffant nos cellules. Cette action provoquera leur mort qui accélèrera notre vieillissement.

Pendant la période médiévale, le sucre de canne venant des pays arabes était vendu en tant que médicament dans la pharmacie de l'époque. De nos jours, l'industrie a fait pénétrer le sucre partout dans notre alimentation. Imaginer une pénurie de sucre et vous verrez la courbe des maladies s'inverser vers le bas y compris les maladies hivernales. Le sucre malgré son goût agréable, est un aliment acidifiant pour notre PH sanguin. Lorsque le PH est trop acide, les microbes prolifèrent facilement.

Il y a deux sortes de glucides ou sucres : les simples et les complexes.

Les sucres simples possèdent un goût sucré. Ces sucres proviennent de différentes sources. Lorsqu'ils sont extraits de la canne à sucre ou de la betterave à sucre, c'est la saccharose, des fruits, fructose et sorbitol, du lait, lactose, des feuilles de certains arbres ou arbrisseaux, mannose ou autrement dit sucre de manne et enfin celui de l'orge, maltose. La forme la plus simple est le glucose, celle qui se trouve dans le sang après la digestion des sucres et des glucides. Le glucose se trouve également dans un nombre restreint de fruits, comme les raisins. C'est pour cette raison que lorsque nous mangeons des raisins, ils nous procurent rapidement de l'énergie.

Les glucides complexes ne possèdent pas une saveur sucrée. Ils nous viennent de l'amidon contenu dans les graines céréalières, des racines et des tubercules.

Dans le corps humain d'un adulte, il y a environ 5 litres de sang, contenant en moyenne 5g de glucose. La moyenne du glucose total dans le sang est exprimée en glycémie. Pour fonctionner correctement, le cerveau a besoin de 130g de glucides par jour, dont 105g provenant des laitages et des féculents, et 25g, des fruits et des légumes.

Donc une personne en surpoids a une consommation de glucides et de lipides supérieure à ce que son corps peut en assimiler. En réalité le problème ne réside pas dans les glucides, mais plutôt dans l'incapacité du corps à métaboliser la totalité des glucides ingérés.

De l'époque paléolithique à aujourd'hui

Le sucre crée l'accoutumance. Certaines personnes, lorsqu'elles ne mangent pas quotidiennement leur part de sucrerie, elles éprouvent un manque. Le corps humain a survécu des millions d'années sur la planète terre, sans sucre. L'utilisation du sucre est un mode alimentaire très récent par rapport à l'histoire de l'humanité et ce n'est pas demain que le corps va s'y habituer. Peut-être qu'un jour l'homme arrivera à se nourrir rien que de glucides parce que son corps aura muté, mais, ceci demandera un temps indéfinissable et peut être jamais.

Si nous revenions un peu en arrière dans l'histoire, nous constatons que l'homme paléolithique ne cultivait pas de céréales, et ne fabriquait pas d'huile. Il chassait les animaux, pêchait les poissons et mangeait les feuilles, les baies et les fruits que la nature lui offrait. Sa ration journalière la plus importante était la viande, la seconde, les graisses qui viennent des viandes et des poissons et la troisième, les glucides, qui viennent des baies, des feuilles et les quelques fruits sauvages qu'il trouvait fortuitement sur son chemin.

L'homme moderne, prend sa plus grande ration dans les céréales et les féculents auxquels, il ajoute du sucre et quelques autres ingrédients pour « varier » son alimentation (viennoiserie, gâteaux, barres...). Les graisses de toutes sortes, sont consommées sans compter. Toutefois, la ration de viande actuelle est probablement la même que celle de l'homme paléolithique, car l'homme moderne ne s'en prive pas. S'il enlèverait de son alimentation toutes les sucreries et les mauvaises graisses tout en contrôlant son apport du côté féculents, il s'en sortirait très bien.

La quantité de glucides conseillée par les agences de santé mondiales est de 200 à 250g par jour, beaucoup plus de glucides que notre corps ne peut en supporter génétiquement. Cette évaluation a été donnée d'après les consommations courantes de glucides relevées sur les différentes populations modernes stressées. Les glucides et les graisses sont sources de calories. L'abus calorique fatigue le corps, affaiblit le système immunitaire et diminue la longévité.

A l'époque paléolithique, l'ordre du poids des glucides était environ de 30g par jour. D'après les analyses des fossiles retrouvés, ils ne connaissaient pas les problèmes engendrés par le poids tels que le diabète, les maladies cardiovasculaires et l'obésité. Peut-être aussi que ces maladies et problèmes n'existaient pas parce que les humains vivaient bien moins longtemps que maintenant ; parce que ce n'était pas toujours facile de se procurer de la nourriture, ou à cause des maladies et des épidémies qui existaient à leur époque et contre lesquelles ils n y pouvaient rien. Nous pourrons escompter également que le fait qu'ils ne vivaient pas très longtemps, ils n'atteignaient pas l'âge où apparaissaient les maladies telles que le diabète type 2 et l'hypertension. Cependant il serait difficile de connaître ces maladies et l'obésité, si une personne arrive à se contenter uniquement de 30g de glucides par jour comme le faisait l'homme à cette époque là.

Le Professeur Kerin O'Dea, spécialiste en Nutrition et Santé publique dans la Division de Sciences de la Santé de l'Université de l'Australie-Méridionale, a vécu une période de temps avec des populations qui vivaient encore en Australie dans la nature, coupées du reste du monde. Elle a étudié leur régime alimentaire et a constaté qu'ils s'alimentaient d'une façon très naturelle, peut être bien encore à la manière paléolithique. Elle a également vu que ces gens, quand ils s'urbanisaient, contractaient rapidement des maladies causées par leur nouveau mode alimentaire.

Maintenant entre l'homme paléolithique et nous, la civilisation actuelle impose sa différence avec un cerveau qui est beaucoup plus sollicité et un système nerveux mis à rude épreuve. De ce fait, les besoins en glucides ont légèrement augmenté. Si la dose paléolithique de glucides était autour de 30g par jour, l'expérience actuelle veut que nous augmentions notre ration jusqu'à 100g par rapport à nos ancêtres, sans subir les inconvénients de cette augmentation. Cependant, si le cerveau est intellectuellement très sollicité, nous arriverons à 130g de glucides (sans souffrir d'excès) pour faire face aux dépenses d'énergie.

Mais nous pouvons penser aussi que la suprématie du code génétique s'impose, et dans cette situation, une question se pose. Allons-nous obéir aux exigences du code génétique et manger autant de viande que pouvait en manger l'homme de la préhistoire ? Je ne crois pas, malgré la fatalité du code génétique. Alors nous pourrons invoquer l'idée que la perfection n'est pas de ce monde.

L'homme paléolithique puisait la différence des glucides qui pourrait lui manquer dans les protéines. Cette conversion naturelle est bien initiée (qui se fait aisément par le corps). Donc le corps transforme une partie des protéines en glucides, mais uniquement la quantité de glucides dont il a besoin pour ses muscles et son cerveau. Cette action ne provoque pas l'excès glycémique et la mauvaise santé. Mais l'excès potentiel des protéines animales, s'il y en avait, était certainement le défaut alimentaire de l'homme paléolithique, à cause d'une éventuelle insuffisance sévère, qu'il pouvait infliger à ses reins. Un régime fait majoritairement de viande, fatigue le foie et les reins, et rend le PH acide.

L'homme moderne dans sa quête vers une meilleure santé est doté d'analyse. Alors, il ne veut être ni affecté par trop de résidus venant des protéines, ni par trop de sucres dans le sang, encore moins par les graisses. En effet, l'excès de mauvaises graisses et de sucre nous affectent, à tel point que notre vitalité s'en trouve diminuée. Après 40 ans, les coups de pompe postprandiaux (après le repas) sont très courants. Une glycémie qui dépasse 1,10g, n'est pas encore trop élevée, mais elle fait augmenter rapidement le poids, et cause même des caries dentaires. Les bactéries y compris celles qui causent les caries prolifèrent en présence de sucre augmenté dans le sang et par conséquent dans la salive. Si vous voyez que vous commencez à avoir des dents cariées de façon rapprochée, soupçonnez une hyperglycémie et faite un régime hypoglucidique selon les données exposées dans cette partie. Pratiquer également une activité sportive tous les jours ou plusieurs fois par semaine, aide à brûler l'excès de glucides et à sauver le reste de la dentition.

Sois dit en passant, les caries des enfants sont plus provoquées par un manque d'hygiène, à moins que l'enfant connait un diabète type 1. Toutefois l'excès du sucre est mauvais à tout âge.

Dans un régime amincissant, le poids de glucides consommés, ne doit pas dépasser 100g (par exemple 100 g de pomme = 12g de glucides) ; si besoin de plus le corps convertira une partie des protéines alimentaires en glucose. Donc nous pouvons faire beaucoup avec 100 g de glucides, à condition de savoir choisir ces ingrédients et fuir le sucre et les sucreries. Cependant cette manière de faire, est évoquée pour juste vous donner une idée globale. Le régime hypoglucidique que nous allons maintenant découvrir est la manière la plus appropriée à l'utilisation des glucides, lipides et protides pour faciliter la perte de la masse de graisse supplémentaire, au profit de l'augmentation de la masse musculaire.

Le régime hypoglucidique

Le régime hypoglucidique est bénéfique pour la majorité des personnes et surtout ceux qui veulent diminuer leur poids. Ce changement n'est pas dans la restriction alimentaire quantitative mais plutôt une autre manière de choisir ses aliments.

L'alimentation hypoglucidique est un retour à nos valeurs nutritionnelles génétiques, toutefois adapté à notre mode de vie actuel. Notre effort doit être basé sur l'abandon d'une alimentation riche en glucides pour une autre comportant des aliments à teneur faible en glucides.

Pour pratiquer le régime hypoglucidique, il est nécessaire de connaître trois outils : Le premier étant la quantité de glucides dans l'aliment, le deuxième son index glycémique (IG) et le troisième sa charge glycémique (CG).

Le tableau des index glycémiques contient une liste exhaustive d'aliments avec la quantité de glucides, l'index glycémique et la charge glycémique pour chaque aliment. Les nouvelles méthodes répertorient les aliments en trois types d'index glycémique : élevé, moyen et bas.

Remarque : Pendant la lecture des données concernant l'index et la charge glycémique, pour une meilleure compréhension, je vous invite à vous référer au tableau n° 2, (Les charges glycémiques) dans la partie annexe.

J'ai également préparé pour vous le tableau n° 3, contenant la liste des aliments dans l'ordre alphabétique + leurs index glycémiques. C'est grâce à l'index glycémique que vous trouverez facilement la position de l'aliment sur le tableau 2. Par exemple, l'aliment : Lait de coco. Dans le tableau n° 3 vous suivrez l'ordre alphabétique pour le trouver. Une fois l'aliment trouvé, repérez son index glycémique. Aliment : Lait de coco, index glycémique 40. Grâce à l'index glycémique, vous irez sur le tableau n° 2, et vous chercherez cet aliment dans la liste des aliments à index glycémique 40. Vous trouverez l'aliment et découvrirez par la même occasion sa teneur en glucides, et sa charge glycémique. Suivez la procédure, vous verrez c'est très simple.

L'index glycémique (IG)

L'IG est une échelle allant de 1 à 110, qui montre à quelle vitesse les glucides d'un aliment arrivent dans le sang. Plus l'index d'un aliment est haut et plus la vitesse de l'absorption de ses glucides est rapide. Par exemple le sucre ne contenant pas de fibres, arrive rapidement dans le sang. Si la dose est assez importante (tel que 15g en une fois), elle provoquera une montée glycémique soudaine dépassant les taux normaux. Dans ce cas, le corps emmagasinera alors ce surplus en graisse, afin de ramener le taux glycémique sanguin à la normale.

Les fibres jouent un rôle déterminant dans un régime hypoglucidique. Le pain blanc a un index glycémique de 85, alors que le pain complet est de 50. L'écart à la baisse est occasionné par les fibres qui emprisonnent l'amidon, ralentissant ainsi la libération des glucides dans le sang. Les fibres dans un fruit entier ralentissent également la libération du fructose. Aussi, la montée de la glycémie se fait petit à petit. Cela évitera l'arrivée des glucides en même temps dans le sang et par conséquent l'hyperglycémie tant redouté pour la ligne.

La notion de sucre lent et de sucre rapide est désormais rendue caduque par les nouvelles découvertes, étant donné que les soi-disant « sucres lents » peuvent avoir également un index glycémique très haut surtout s'ils sont dépourvus de fibres tel que l'amidon.

L'IG d'un aliment, dépendra donc de la présence conjointe de fibres, mais également de graisses et de protéines dans un même repas : un gâteau a un IG beaucoup moins élevé, s'il est pris en dessert après un repas varié et riche en fibres.

Plusieurs autres paramètres influencent aussi l'IG d'un aliment : La maturité de l'aliment. Par exemple la banane verte et la banane mûre, n'ont pas la même texture en pourcentage de fibres et d'amidon. La banane mûre est bien plus riche en amidon, donc possède un index glycémique plus haut. Des pâtes al dente complètes donnent un index glycémique 3 à 4 points plus bas que des pâtes blanches bien cuites.

Les graines changent d'index glycémique selon quelles soient moulues ou semi moulues ou entières. Les moutures fines, les crèmes, les porridge font encore monter le taux de glycémie car leurs nutriments y compris les glucides passent rapidement dans le sang. Cependant, l'orge étant une céréale beaucoup moins glycémiante, elle n'emprunte pas le même schéma que la plupart des céréales. nous verrons cela dans le chapitre qui traites des fibres alimentaires.

Les jus de fruits (sans sucre ajouté) prêts ou pressés à la minute ont un index glycémique au-delà de 10 % supplémentaire, par rapport au fruit entier. C'est toujours une question de vitesse à laquelle les glucides arrivent dans le sang.

Les conserves de fruits en sirop ont un index glycémique de 40 % supérieur aux fruits frais.

La différence entre une céréale blanche et une céréale complète est d'environ 20 % de plus d'index glycémique pour la première. En somme, la présence de fibres alimentaires et l'absence de sucre et de sirops dans l'alimentation améliore nettement son index glycémique.

Il y a un autre paramètre qui vient préciser quelle quantité il faut consommer de chaque aliment ou de l'ensemble des aliments d'un repas : c'est la charge glycémique. Elle vous aidera à trouver un apport glucidique journalier, adéquat à vos besoins.

La charge glycémique (CG)

La charge glycémique est la quantité de glucides qu'un aliment génère dans le sang après sa consommation. Elle se calcule : CG = (IG x la quantité en gramme de glucides par portion d'aliment)/100. Exemple 100g de pomme de terre frites contiennent 33g de glucides, et ont un index glycémique de 95, soit, 95 x 33 = 3135/100 = 31,35 de charge glycémique. Ce calcul nous aidera à trouver la charge glycémique par 100g d'aliment. Un autre exemple, 100g de pomme = 12g de glucides, un IG de 30, soit 12 x 30 = 360/100 = 3,60 unités de CG pour 100g de pomme.

Pour vous éviter tous ces calculs, utilisez le tableau des charges glycémiques dans la partie annexe.

Donc c'est la charge glycémique (CG) d'un aliment qui a été retenue. En effet un aliment peut avoir un index glycémique haut, mais une CG basse.

Voici l'exemple du navet relevé sur le tableau des charges glycémiques :
-100g de navet contiennent 3g de G (glucides), ont un IG (index glycémique) de 70, et une CG (charge glycémique) de 2.
Bien que l'IG du navet soit haut, sa charge glycémique reste basse.

A cause des différences dans les quantités de G et des IG des aliments, les recherches se sont basées sur la quantité des glucides libérée dans le sang par un aliment et c'est ça le plus important. Combien cet aliment laissera de glucides (sucre) dans le sang ?

Cependant, l'expérience a prouvé que les aliments à index glycémique haut, ralentissent la perte de poids, même à petite quantité.

La CG moyenne d'un repas doit être inférieure ou égale à 15 unités ; la charge minimale est autour de 11 par repas, elle fait perdre du poids rapidement, sans léser l'équilibre, ni la satiété. Voilà un exemple de repas : Un steak de 150g à 200g = 0g de glucides + 400g de salade verte, assaisonnée, huile d'olive/colza, sel et poivre, (éviter les vinaigrettes en présence de céréales) = 1,8 CG + 200g de haricots verts à la vapeur = 1,8 CG + 40g de pain au seigle = CG 7,6. Ces ingrédients constituent un repas largement suffisant avec une CG de 11,20 unités.

Comme vous le constatez cette restriction glucidique ne vous empêche pas de manger à votre faim, c'est le choix des aliments qui l'emportera. Une personne qui n'arrive pas à perdre du poids doit diminuer sa portion de glucides et de lipides. Il faut prévoir des repas équilibrés en protéines (pour ceux qui n'aiment pas trop la viande voir le chapitre des protéines) pour éviter d'avoir encore faim à la fin d'un repas ou quelque heure après, jusqu'à ce que le corps s'habitue à la diminution de glucides. C'est un sevrage et une réhabilitation du corps à réapprendre à brûler ses propres graisses pour se procurer l'énergie nécessaire à ses besoins.

Le régime hypoglucidique signifie que chaque repas y compris celui du matin, doivent respecter un apport de glucides contrôlé pour ne pas dépasser la charge tolérée par repas.

L'idée qui prône la consommation des viennoiseries et des sucreries le matin n'a de valeur que pour les personnes qui ne sont pas en surpoids. Pendant la période du régime hypoglucidique, nous tiendrons compte de la charge glycémique ingérée dans chaque repas et de la totalité de la charge glycémique journalière. Les grosses charges glycémiques même matinales chez une personne en surpoids sont déconseillées.

Les 3 repas peuvent être quantitatif, ne vous privez surtout pas, mangez varié mais en contrôlant toujours les apports de glucides.

Je vous conseille vivement de tenir des comptes et faire votre propre expérience. Sans comptage, une personne ne pourra pas contrôler la perte de surpoids efficacement. Elle ne pourra pas non plus comprendre comment réagi son corps à tel ou à tel aliment ou quel est la charge glycémique adéquate à son propre corps pour mieux contrôler son poids.

Par exemple le navet malgré une charge glycémique basse (2 points pour 100g), il reste que c'est un aliment à index glycémique haut (70). Intégré dans un repas même à petites dose, il pourrait entraver la perte du surpoids.

Voici un barème qui peut vous aiguiller sur la CG quotidienne pour perdre rapidement de la graisse :

Pour un IMC de 24 (60 unités de CG par jour)

Pour un IMC de 26 (50 unités de CG par jour)

Pour un IMC de 28 (40 unités de CG par jour)

Pour un IMC de 30 et + (30 unités de CG par jour)

Pour lever petit à petit la restriction, à chaque fois qu'un IMC inférieur est atteint, la personne peut appliquer le poids des glucides lui correspondant. Par exemple, j'étais à 30 et maintenant je suis à 28, la CG appliquée est maintenant 40. Cette manière de procéder, n'arrêtera pas de continuer la perte de la graisse. Cependant, ce barème n'est là que pour vous guider, mais en réalité vous remarquerez que les charges peuvent varier d'un jour à l'autre ; elles suivent un certain besoin du corps et c'est à vous de les encadrer pour quelle restent entre 30 et 60.

Vous pouvez aussi adopter n'importe qu'elle charge glycémique de 30 à 60 pour tous les IMC de 24 à 30. Par exemple Un IMC de 30 et + peut choisir d'emblée la CG de 60, et la personne perdra du poids de toutes façon. Mais il n'est pas conseillé de descendre en dessous de 30 ou de monter au-dessus de 60 unités de CG quotidienne, quelque soit l'IMC, sauf en cas de maladie ou d'examens d'études etc...

Dès le début, pour pouvoir varier l'alimentation sans trop absorber de glucides, les légumes et les fruits seront choisis dans la 3éme partie du tableau (index glycémique bas).

Les fruits constitueront la majorité du petit déjeuner et du goûter (toujours 2 h avant un repas ou 4h après). Ils seront également choisis dans les fruits à basse charge glycémique. Évitez, les dattes, les raisins secs, la banane... surtout au début. Plus tard vous saurez les faire intégrer dans votre alimentation à bon escient.

Les salades et les légumes seront consommés midi et soir, tout en évitant surtout au début la pomme de terre, les navets ou tout autre aliment que vous constatez par vous même qu'il entrave votre progression.

Lorsque vous aurez atteint un IMC en dessous de 25, ces ingrédients peuvent être utilisés à petite dose, en tenant compte de la place qu'ils occupent dans une CG journalière. De ce point de vue, une datte occuperait la place d'une pomme, alors que le rendement de satiété n'est pas le même. La datte ayant un index glycémique haut, excitera l'appétit, cependant la pomme épongera la faim. Prise de temps à autre à la fin d'un repas riche en fibres où vous avez bien mangé, la date n'aura pas de réelle incidence ni sur la charge glycémique, ni sur l'appétit.

Les fibres alimentaires

Nous connaissons tous l'importance des fibres dans la santé intestinale, et nous savons maintenant, combien leur action est positive sur l'index et la réponse glycémiques. C'est pour ces raisons et pour plein d'autres, que les fibres doivent être prises en considération, notamment dans un régime amincissant.

Les fibres végétales ne contiennent pas de glucides, cependant, elles emprisonnent une partie des sucres et des graisses ingérés dans l'alimentation, évitant ainsi les pics glycémiques et l'excès de cholestérol tant redoutés.

Aussi, la consommation des fibres réduit le risque des maladies cardio-vasculaires en évitant l'accumulation du mauvais cholestérol et des triglycérides dans les artères. Elles réduisent également les risques des maladies intestinales en empêchant l'encrassement des intestins et par conséquent leur mauvaise santé.

Voici l'apport journalier moyen :

L'homme de 19 à 50 ans, a besoin de 38g par jour. A partir de 50 ans, 30g.

La femme de 19 à 50 ans, 25g par jour. A partir de 50 ans, 21g.

Il existe deux sortes de fibres : Les fibres en cellulose et les fibres solubles. Les fibres celluloses se trouvent presque partout, mais elles sont très peu présentes dans les viandes, et absentes dans les laitages et les œufs.

Les aliments riches en fibres cellulose sont : le son de blé et d'avoine, le germe de blé, les figues, les haricots, le pain complet, le pain au seigle complet, les pâtes complètes, le fonio complet, le pain et les pâtes intégrales, sans oublier bien sûr les fruits et les légumes.

Les fibres solubles

Les fibres solubles comme leur nom l'indique se dissolvent dans un liquide. Lorsqu'elles rentrent en contact avec l'eau, elles prennent un aspect visqueux qui les rend bien acceptées même par les intestins les plus fragiles. Les fibres solubles améliorent l'absorption des minéraux à travers l'intestin et servent de nourriture pour les bonnes bactéries intestinales favorisant ainsi leur croissance en nombre. Plus encore que les fibres celluloses, les fibres solubles piègent les graisses et les glucides du bol alimentaire*, ralentissant leur passage dans le sang et éliminant le reste dans les selles.

les graines de psyllium sont les plus riches en fibres solubles. Ensuite viennent les graines de lin, pruneaux, pommes, poires, oranges, pamplemousses, fraises, asperges, champignons, endives, haricots, choux de Bruxelles et carottes.

Les fibres solubles se trouvent également dans certaines céréales. Il y a ceux qui en contiennent un bon taux et d'autres qui en contiennent peu ou pas du tout. Dans un ordre croissant voici les céréales qui en contiennent : le riz 0,4%, le sorgho 1,2%, le fonio (une graine africaine sans gluten) 6,9 %, l'orge en contient de 11 à 17 %. Consommé mondé* ou perlé en couscous ou en farine, l'orge contiendra toujours des fibres solubles qui se trouvent dans toutes les couches de la graine.

Avec toutes les qualités que l'orge possède, il serait la céréale la plus indiquée dans un régime hypoglucidique. Ainsi 100g d'orge perlé ou mondé perdent 50 % de leur IG et par conséquent de leur CG au cours de la digestion. Le porridge d'orge est encore moins glycémiant que le couscous d'orge. En outre l'orge est la céréale qui procure le plus de satiété et par conséquent évite le grignotage. Dans la médecine traditionnelle du Maghreb, l'orge est très conseillée dans l'alimentation du diabétique.

Vous pouvez fabriquer vous même votre pain d'orge. La fabrication se fait à base de farine d'orge et de blé à part égale. Ce mélange n'est pas pétrissable, il doit être préparé avec un mélangeur ou malaxer à la main pour l'homogénéiser avec la levure et éventuellement le sel. Quelques pincées de semences de cumin rendent généralement le pain encore plus digeste. La pâte obtenue aurait l'aspect d'une purée consistante. Ensuite, la pâte sera versée dans un récipient dont le fond a été enduit avec un peu d'huile d'olive. Laisser lever de 30 min à 3 heures, tout dépendra de la qualité de la levure utilisée. Enfournez pendant 25 min à 240°. La façon que je vous ai proposée est purement traditionnelle. Les machines à pain, vous faciliteront certainement la tâche.

Les calories

Le beurre, les huiles, les laitages, les œufs, les viandes, les céréales, les légumineuses, les fruits et les légumes contiennent des calories. Une calorie est l'unité de mesure du carburant qui existe dans un aliment. Le carburant d'un aliment est la somme des calories qui se trouvent dans les glucides, lipides et protides de cet aliment. Exemple le pain complet contient 47g de glucides, 2g de lipides et 8g de protéines. La somme des calories réparties entre ses glucides, lipides et protides est de 235 calories/100g de pain.

Au cours du catabolisme, les calories se dégagent sous forme d'énergie. Les vitamines, les minéraux, les antioxydants, les enzymes et les fibres, ne contiennent pas de calories, mais ils contribuent à la transformation des calories en énergie (voir métabolisme).

Les calories furent la première approche que les scientifiques avaient présenté, concernant les régimes qui visent le surpoids. Ensuite, les calories ont été mises un peu de côté, pour de nouvelles approches. Le public pourrait croire que le contrôle des calories est maintenant quelque chose de désuet, or cette notion est scientifiquement valide et le restera toujours. En effet, l'excès des glucides, des graisses et d'alcool, mène à l'excès calorique qui à son tour mène au surpoids.

Dans les paragraphes qui vont suivre nous allons découvrir une manière autre, nettement plus avantageuse dans l'utilisation des calories. C'est une vue à la loupe qui va nous permettre de voir comment s'alignent les calories au sein d'un régime hypoglucidique.

Voici les calories indiquées par gramme de glucides, de lipides, de protides et d'alcool : 1g de glucides = 4 calories, 1g de protides = 4 cal, 1g d'alcool = 7 kcal et 1g de lipides = 9 cal,

L'apport calorique quotidien pour une femme est de 2000, pour une femme enceinte ou qui allaite 2200, pour un homme 2500 et pour un adolescent 2700. Cependant, ces apports devraient être justifiés. Mais les adolescents, les femmes enceintes ou celles qui allaitent, qui ne présentent pas d'excès de poids et les sportifs peuvent se permettre les apports mentionnés ci-dessus.

Dernièrement, les notions d'IG et de CG ont été mis en avant. Si l'on observe bien, malgré leurs apports caloriques bas, **les glucides forment la plus grosse part de notre mode alimentaire**. Et si nous en réduisions rien que de la moitié, nos apports caloriques totaux chuteront d'une manière significative.

En outre, il ne sera pas du tout incommode de réduire nos apports lipidiques à l'essentiel, environ 2 cuillerées à soupe par jour. Le corps exprimera rarement un manque en lipides, alors qu'il le fera facilement pour les glucides et notamment pour le sucre. Par ailleurs, il faudrait éviter les fritures, la mayonnaise, pour ne pas dépasser ces 2 cuillerées.

Bien que les protéines possèdent les mêmes valeurs caloriques que les glucides, néanmoins une consommation protéique maximale, restera toujours raisonnable d'un point de vue quantitatif en comparaison avec les glucides.

Les recherches scientifiques récentes, ont démontré que nous aurions tous intérêt à réduire la consommation des calories. Elles ont prouvé que grâce à la restriction calorique les gens vivent vieux et en bonne santé.

Histoire vraie : « Julio »

Un jour je discutais avec Julio du bien être et de la nutrition. Il me dit : " chez nous au Cap vert, je n'ai jamais compris pourquoi les gens vivent très vieux et en bonne santé, alors qu'ils ne mangent qu'une seule fois par jour". Et puis il ajoute, " Moi aussi je ne mange qu'une fois par jour. Je n'éprouve tout simplement pas le besoin de manger plus ".

J'étais très contente d'apprendre cette réalité qui confirme tout ce que je savais sur la restriction calorique et je lui ai répondu : " Les recherches scientifiques des dernières décennies ont prouvé que la restriction calorique est un moyen sûr de longévité ".*Son visage s'illumina et avec un grand sourire, il me répondit : " Ah ! J'ai compris ".*

La femme étant supposée absorber 2000 calories par jour, si elle décide de perdre une éventuelle graisse supplémentaire, toute diminution d'apport calorique ne serait-ce que de 20 %, lui fera assurément perdre du poids. Toutefois la perte serait en corrélation avec cette restriction. Et c'est valable pour l'homme aussi. Avec le recul, par exemple 1400 calories par jour est une bonne moyenne qui donne de bons résultats chez la femme.

La restriction dans les apports caloriques visera les lipides et les glucides. Par contre le poids des protides doit être augmenté en corrélation.

La diminution des lipides et des glucides oblige le corps à utiliser ses graisses pour se procurer de l'énergie. Mais il utilisera parallèlement, une partie de ses muscles pour se procurer également cette énergie. Si l'apport protéique est suffisant, le corps utilisera plutôt cet apport. De cette manière, les muscles seront sauvegardés, mais les graisses continueront à diminuer jusqu'à retrouver à nouveau un tissu adipeux sain.

Voici deux exemples, qui renseignent sur comment commencer une restriction calorique fructueuse d'une manière tout à fait abordable.

Pour un gabarit de 70 kilos, 90 ou 100g de glucides qui correspondent plus ou moins à 50 unités de charge glycémique (360 calories), 50g de lipides (450 calories) et 90 g de protides (360 calories) donnent un total journalier de

1170 calories. Ici la restriction est presque de la moitié, tout en mangeant à sa faim.

Pour une personne de 90 kilo, le poids des glucides et des lipides ne changent pas, mais c'est les protides qui peuvent être augmentés à 115g (soit 460 calories), soit un total de 1270 calories. A chaque fois que le poids de l'individu monte, les protéines augmentent. La quantité consommée dépend du degré d'engouement pour les viandes, du niveau d'activité physique, de l'âge et de l'état du foie et des reins de la personne qui les consomme. Le poids des protéines consommées quotidiennement peut commencer à la limite sécuritaire de 0,75g par kilo de poids corporel et aller jusqu'à 2g par kilo. Les protéines tiennent une place importante dans un régime amincissant car elles procurent la satiété et empêchent le grignotage sans créer des réserves de graisses.

Cependant en cas d'insuffisance rénale même à ses débuts, l'excès de protéines est très déconseillé.

Utilisez dès que possible, les données dans le paragraphe : « Les protéines ». Vous y trouverez comment obtenir un meilleur rendement protéique, avec moins de protéines. C'est à dire une protéine équilibrée même à 0,75g par kilo de poids.

Pour le reste, un régime amincissant doit être également équilibré en acides gras (oméga 3, 6, 9) ; c'est un outil supplémentaire pour accélérer la perte de la graisse corporelle et favoriser la santé générale en prime.

Les acides gras

Les acides gras sont des graisses qui ont deux origines : animale et végétale. Ils jouent un rôles vital au sein de l'organisme. Ils assurent le transport des vitamines liposolubles (soluble dans la graisse), qui sont la vitamine A, E, D et K. Ils permettent la construction, le maintien et la fluidité des membranes cellulaires à travers tout le corps. Ils apportent leur participation d'une manière globale dans la maintenance de l'équilibre de la santé physique et mentale.

Les acides gras sont polyinsaturés, mono-insaturés, saturés, trans ou hydrogénés. Nous allons découvrir ces différentes appellations au fur et à mesure des paragraphes.

Les acides gras polyinsaturés

Les acides gras polyinsaturés possèdent une structure chimique qui défini leur fonction. Cette structure leur permet une affinité particulière avec les acides gras saturés auxquels ils se lient pour les porter loin du site où ils ont échoués, vers d'autres destinations de recyclage ou d'élimination.

En d'autres termes, leurs figures moléculaires peu saturée, leur permet de se combiner avec d'autres graisses, les remorquant et les remettant à nouveau dans leur trajectoire.

Les acides gras polyinsaturés remplissent aussi des fonctions multiples au sein de l'organisme. Leur rééquilibrage améliore l'état de santé du système et du tissu nerveux y compris la gaine de myéline ; du système hormonal ; immunitaire ; la santé et le volume du cerveau (qui rétrécit avec l'âge) et par conséquent la santé des yeux et de la peau. Ils luttent contre l'hypertension en inhibant la formation des triglycérides, du mauvais cholestérol et ce n'est pas tout... Enfin, ils aident à atteindre facilement la satiété, et empêchent les grignotages.

La plupart des acides gras polyinsaturés peuvent être fabriqués par l'organisme à l'exception de deux qui doivent être apportés par l'alimentation ou par une supplémentation : Se sont les acides gras essentiels ou indispensables.

Les acides gras essentiels ou indispensables sont l'acide alpha linolénique qui appartient à la famille des oméga-3 et l'acide linoléique qui appartient à la famille des oméga-6.

L'acide alpha linolénique ou oméga-3, provient des végétaux verts, de la chlorelle, de la spiruline, de l'huile de germe de blé, de colza, de noix, de soja, de lin, d'avocat et de chanvre. Il provient également des huiles de poissons surtout des mers froides qui en sont particulièrement riches tels que le saumon, le flétan, les maquereaux, les sardines et les anchois. Seuls les poissons gras sauvages sont riches en DHA et EPA, l'oméga-3 d'origine marine, bénéfique entre autre pour le maintient du volume et la santé du cerveau.

Les oméga-3 supportent mal la chaleur. Pour cette raison, préférez les huiles des poissons. Une capsule de 270 mg en donne de meilleur résultat que 250g de sardines frites.

L'acide linoléique ou oméga-6, provient de certaines huiles dites vierges, de première pression à froid tel que l'huile de colza, d'arachide, de carthame (bénéfique en plus pour le foie et la bile), de bourrache, d'onagre, de tournesol, d'avocat, de soja, de maïs, de noix, de pépin de raisin, de cassis, de chanvre et dans les œufs, les laitages, le gibier sauvage (particulièrement dans le foie).

Les deux acides gras 3 et 6 sont connus sous l'appellation d'acides gras polyinsaturés. Le rapport oméga-3/oméga-6 doit être entre 1/1 et 1/4.

Remarque : Les huiles de poissons doivent être garanties sans métaux lourds. Au début, elles pourraient être pas assez bien tolérées par le foie. Il faut commencer par une capsule par jour pour la première cure et prendre en même temps de l'huile de carthame ou faire parallèlement de temps à autre, une cure hépatique ou une cure de radis noir ... Mangez également des fruits comme les agrumes, la papaye et des légumes comme l'artichaut et le cardon*.

Les acides gras mono-insaturés

Les acides gras mono-insaturés peuvent également chélater (ramasser) les mauvaises graisses dans le corps mais en quantité moindre que les acides gras polyinsaturés. Ceci n'enlève en rien à leur qualité nutritionnelle, à leurs différents rôles dans l'organisme et à leur présence indispensable pour le rééquilibrage alimentaire des autres acides gras.

La plupart des noix, amandes, noisettes, noix de cajou, pistaches et des graines comme celles de courge et de tournesol, contiennent des lipides mono-insaturés (oméga 9) qui supportent bien la chaleur. L'huile d'olive est également source d'oméga 9. C'est une huile dite neutre, elle contribue à un meilleur taux lipidique et glycémique. Pour cuisiner c'est l'huile nutritionnelle la plus conseillée notamment pour les diabétiques grâce à une digestibilité exceptionnelle.

Les graisses d'oie et de canard sont également mono-insaturés, à condition qu'elles ne soient pas mélangées à la graisse de porc (comme dans certaines préparations ou conserves d'oie ou de canard).

Les acides gras saturés

Le beurre, les graisses animales sont des acides gras saturés, notre système digestif, les reconnait bien. Toutefois, plus on avance dans l'âge et plus on les accepte moins bien, il faut donc les consommer avec modération. Par contre les "dîtes" huiles de noix de coco et de palme sont plutôt des graisses, à cause de leur aspect dur même à température ambiante. Ces graisses sont encore bien plus saturées que le beurre et les graisses animales donc, lourdes et pas trop bien tolérées par notre système digestif.

Nous pouvons nous passer de tous les acides gras saturés si l'on veut, néanmoins, quelques graisses animales, consommées avec modération, seront nécessaires et même bénéfiques pour notre santé cérébrale et celle du tissu adipeux : Graisse de canard et d'agneau. En cas d'excès de cholestérol, la seule graisse tolérée serait celle de canard, toutefois en petite quantité.

Les apports journaliers d'acides gras sont autour de 30 % au maximum, de nos apports caloriques totaux, réparties en 25% polyinsaturés (oméga 3, et 6), 50 % mono-insaturés (oméga-9) et 25%, saturés.

Les acides gras trans

Le raffinement des huiles, leur passage de liquide en semi-solide (margarine), change la graisse, et elle devient trans, par opposition à cis qui est la graisse insaturés (3-6-9). Trans et cis sont des appellations chimiques désignant le type ou autrement dit la structure de la molécule. Les acides gras trans, donnent des goûts et des saveurs alléchants aux pâtisseries qui leur donnent une odeur parfois même agréable et un aspect fondant dans la bouche. On les trouve dans les chips, biscuits, muffins, croissants, et aliments panés.....

Si les graisses saturées (gras de viandes et beurre), commencent à ne plus être aussi bien tolérées à partir de 40 ans, les graisses trans (huiles raffinées et margarines), malgré l'effort publicitaires pour les faire passer parfois pour des "alicaments"*, elles, sont mauvaises à tout âge, à cause de la pollution interne qu'elles engendrent et l'augmentation du mauvais cholestérol même chez les jeunes adultes constituant pour l'avenir de leur santé un facteur de risque certain engendrant maladies cardiovasculaires et cérébrales. Elles sont également incriminées dans l'insuffisance rénale. Ainsi, les gâteaux, les viennoiseries... fabriqués industriellement doivent être évités.

Les acides gras hydrogénés

L'hydrogénation des graisses est encore un autre procédé qui fait passer les graisses de cis ou de trans à hydrogénées, c'est à dire en leur ajoutant de l'hydrogène*. Cela permet aux huiles d'être solides à température ambiante d'avoir une date de conservation beaucoup plus longue et un plus gros volume, donc un coût matière moins cher. Si les graisses trans provoquaient jusqu'à environ 30 % de mauvais cholestérol, les graisses hydrogénées battraient le record, elles seraient à 130 % hypercholestérolémiantes. Je vous conseille vivement de lire les étiquettes des produits alimentaires avant de les acheter.

Pour finir le chapitre des acides gras, voici une suggestion intéressante qui peut faciliter un régime hypoglucidique, procurant la satiété durant plusieurs heures.

L'avocat, est un fruit qui agrémente nos salades par sa saveur et sa délicatesse. Sa richesse en acides gras oméga 3 et 6 fait de lui un aliment de santé cardiaque et articulaire. C'est aussi une source de magnésium et de potassium bénéfiques pour les personnes qui souffrent d'hypertension artérielle. Il est également antioxydant de par sa richesse en vitamines C et E. Il contient de la vitamine B, tellement bénéfique pour notre système nerveux. Il est très pauvre en glucides, sa charge glycémique pour 100g est de 0,7 unités. Cependant, il ne faut pas ajouter de l'huile dans une salade contenant des avocats, afin d'éviter un éventuel excès calorique.

Les protéines

Une protéine, est une unité formée par une ou plusieurs chaînes d'acides aminés. Chaque acide aminé est une molécule* à part entière qui se lie à d'autres molécules, pour former une chaîne protéique. Nous nous procurons les protéines alimentaires dans les produits et sous produits animaliers, dans les légumineuses, les céréales, les noix, les algues, les champignons et puis en moindre quantité dans les fruits et les légumes. Il existe deux sortes d'acides aminés, les acides aminés essentiels (ou indispensables) et les acides aminés non essentiels. Les acides aminés essentiels sont apportés uniquement par l'alimentation et ils sont au nombre de huit : La leucine (Leu), l'isoleucine (Ile), la lysine (Lys), la méthionine (Met), la thréonine (Thr), le tryptophane (Trp), la phénylalanine (Phe) et la valine (Val). Les acides aminés non essentiels sont fabriqués par le corps et également apportés par l'alimentation. Ils sont au nombre de douze : L'acide aspartique, l'acide glutamique, l'alanine, l'arginine, l'asparagine, la cystéine, la glutamine, la glycine, l'histidine, la proline, la serine et la tyrosine.

Les protéines sont indispensables à la vie, mais contrairement au glucose et à la graisse, le corps n'en constitue pas des réserves pour s'en servir en cas de besoin.

Elles sont par ailleurs les matériaux qui permettent de fabriquer la majeur partie de nos cellules. Avec le concours des fonctions hormonales et métaboliques, elles sont la matière qui permet de recréer continuellement tout au long de la vie les différentes parties de notre corps.

Des carences en protéines peuvent engendrer bien des désordres au sein de l'organisme du fait quelles forment la substance même des réseaux de commande (glandes endocrines et système nerveux) et de sa force motrice (muscles).

Les besoins en protéines sont en moyenne de l'ordre de 1g/kg. Ainsi une personne qui pèse 60 kg, a besoin de 60g de protéines, apportés par l'ensemble de l'alimentation d'origine végétale et animale. La limite sécuritaire est de 0,75g/kg. Mais pour les sports d'endurances ou des activités intenses, les doses peuvent atteindre 2g/kg.

La durée de vie d'une protéine faisant partie de notre organisme est de 115 jours. L'apport en protéines doit être quotidien afin de compenser les pertes journalières. En cas de carence le corps se sert dans ses muscles pour assurer ses propres fonctions.

Les conséquences d'une carence en acides aminés sont : stress, fatigue, chute des cheveux, ongles cassants, baisse de la vue, fragilité des ligaments, déficience du système immunitaire (les infections à répétition), vieillissement accéléré par le manque de renouvellement adéquat des tissus et des composantes des liquides biologiques y compris le sang.

Généralement une personne pourrait perdre de 25 à 55 ans environ 25 % de son potentiel protéique en comptant en moyenne 1 % de perte par an. Plus tard, les pertes évolueront jusqu'à 1,5 % par an, voire plus. Ceci dit, il est tout à fait possible de ralentir ces pertes en utilisant les données contenues dans ce livre. Alors, vous commencerez par baisser d'abord la part des glucides en augmentant la part des protides. Vous ferez une activité physique et enfin vous finirez par le rééquilibrage des protéines que vous allez découvrir dans ce chapitre.

Le tableau n°4 contient une liste d'aliments courants avec leurs teneurs en protéines.

Les acides aminés

Les acides aminés qui composent la protéine ne sont pas toujours tous présents en quantité suffisante. Un acide aminé manquant ou peu représenté est appelé facteur limitant. Si l'un des 8 acides aminés est peu présent, les 7 autres seront assimilés à la hauteur du plus faible. Ce facteur limitant affaiblit le rendement protéique d'un aliment qui a pour conséquence moins de protéines, donc moins de satiété et par conséquent moins de muscles, d'élastine et de collagène dans le corps. Si nous regardons l'élastine et le collagène du point de vue santé, nous constaterons qu'ils maintiennent la cohésion cellulaire et la santé articulaire au niveau des tendons et des cartilages.

Une protéine doit être de qualité. Cette qualité est définie par deux critères : d'abord, les 8 acides aminés essentiels doivent être tous présents, chacun en quantité suffisante et fournis à l'organisme en même temps (dans un même repas).

Même si les viandes en sont plus riches, toutefois dans un régime végétalien la combinaison des céréales avec des légumineuses améliore significativement la protéine. Les peuples de la terre ont toujours essayé empiriquement d'améliorer leurs apports protéiques en ajoutant les légumineuses aux céréales. Ainsi au Maghreb, le couscous est servi avec des pois chiches, en Italie les pâtes avec des haricots, en Égypte le riz avec des lentilles, en Amérique du sud le maïs avec des haricots rouges et en Chine le riz avec des fèves de soja.

Le facteur de satiété

Le rééquilibrage des acides aminés augmente la satiété malgré un apport protéique moindre. Pour cela, il faut savoir que les céréales sont pauvres en lysine et que les légumineuses, les céréales et la plupart des viandes présentent une faiblesse plus ou moins importante en tryptophane.

La carence en lysine est surtout présente chez les populations qui ne peuvent pas s'alimenter à leur faim. Les carences en tryptophane existent même chez les populations qui mangent à leur faim. Ces carences peuvent être légères, mais la répétition créerait à long terme une carence effective.

En outre pendant la maladie, le corps utilise ses propres protéines pour se défendre. L'odeur d'acétone exhalée des bouches des enfants et certains adultes n'est qu'un produit de dégradation des protéines de la part du corps pour se défendre contre la maladie. En outre, la pollution, le stress que la vie moderne nous impose déjà très tôt dans la vie, créent à long terme chez la plupart, une carence en tryptophane qui nécessite un rééquilibrage de cet acide aminé. Le tryptophane est le précurseur de la sérotonine (l'hormone de la sérénité). C'est pour cette raison qu'une carence en tryptophane affecte le système nerveux. A ce sujet, il faut savoir qu'il y a plus d'enfants qu'on ne le croit qui dorment mal la nuit. Une poignée de pistaches grillées, à raison de 3 fois par semaine, ajoutée dans leur muesli, leur fera beaucoup de bien. Le tryptophane aide également à lutter chez les grands comme chez les petits, contre l'abus de sucre et de nourriture.

Ainsi, pour atteindre une satiété qui dure de longues heures sans grignotage ni faim, il faut améliorer les apports en protéines. Il y a deux manières d'améliorer les apports protéiques d'un repas minceur : soit en augmentant l'apport de l'aliment lui même d'un minimum 150g de viande ou 200g de poisson par repas (dose adulte), soit en ajoutant un ou plusieurs autres aliments pour l'améliorer, surtout si l'apport de la viande, pour une raison ou une autre, est faible ou inexistant.

Voici les aliments, qui équilibrent l'apport protéique d'un repas : Tous les œufs (poule, caille, dindon, oie...), les fromages (gruyère, parmesan, chèvre...), les pistaches, les sésames, les algues, les germes de blé, la levure de bière, le pollen, les graines germées. Se sont des aliments qui optimisent le rendement protéique grâce à la qualité de leurs chaînes d'acides aminés équilibrées. Ainsi ils procurent facilement la satiété et améliore le tonus.

L'œuf : La protéines de l'œuf comporte la chaîne d'acides aminés la plus équilibrée. C'est l'aliment référence dans le domaine des protéines. 100g de viande + 1 œuf, donnerait un meilleur résultat que 150g de pure viande. Ceci, grâce à une teneur en lysine comparable entre les deux aliments, et une teneur en tryptophane pratiquement double dans l'œuf.

Le fromage : Une portion de 30g à la fin d'un repas ou il y a eu 100g de viande, suffisent pour améliorer l'apport en lysine et en tryptophane total du repas.

Les pistaches : Ces oléagineuses sont équilibrées en tryptophane. Ajoutées à un repas, elles procureront facilement la satiété grâce à leur richesse en huiles. De plus, à long terme, elles renforceront la santé intestinale. Cependant, même s'ils sont pauvres en glucides, il ne faut pas en abuser, 30g par jour lors d'un repas suffisent car leur richesse en huile, les rend caloriques.

Les sésames : Comme les pistaches, les sésames sont riches en tryptophane et en acides gras bénéfiques pour la santé. Ils apportent des protéines, vitamines et minéraux. Ajoutés à l'assaisonnement de la salade ou des légumes, à raison d'une cuillerée à soupe, la pâte de sésame, rehaussera le goût, équilibrera les apports protéiques des mets tout en procurant la satiété.

Les algues : Les algues contiennent des protéines, vitamines, minéraux, polysaccharides (fibres anti-graisses) et enzymes. Elles agrémentent une assiette composée pour plus de saveur et de variété. Elles améliorent la chaîne protéique des aliments auxquelles elles sont ajoutées et renforcent le métabolisme.

La levure de bière : Cette levure comporte une chaîne d'acides aminés hautement protéique. Elle recèle une richesse en vitamine B5 (ou acide pantothénique : contre le stress, cholestérol, blanchiment des cheveux), B1, B2, B6, B9, B12 (renforcent le métabolisme), PP (beauté de la peau et santé des artères), magnésium, zinc, phosphore, fer, fibres. Elle est également bénéfique pour la flore intestinale. La levure ralentit la chute des cheveux, grâce au phosphore qui participe à l'amélioration du PH du corps. En effet, lorsque le PH est acide, les cheveux tombent plus facilement.

Le germe de blé : En plus de sa capacité à améliorer l'apport protéique d'un repas, il est très riche en fibres, contient de la B1, B2, B6, B9, PP, Phosphore (levure 9 %, germe de blé

12%), magnésium (équilibre nerveux), fer, zinc, cuivre (immunitaires), manganèse (antiallergique), chrome (contre le grignotage et pour la perte de poids) et de la vitamine E.

Le pollen : Le pollen possède une chaîne d'acides aminés exceptionnelle. Son utilisation dans le cadre d'une cure de trois semaines 2 fois par an à raison de 10g par jour, améliore l'aspect des muscles reconstitue les réserves vitaminiques et minérales. Quelques grammes seulement pourraient améliorer l'apport protéique et enzymatique d'un repas d'une façon significative. Grâce à son goût agréable, il pourrait s'intégrer à n'importe quel met, boisson salée ou sucrée. Toutefois en cas d'allergie s'abstenir.

Les graines germées : La germination des graines rend les céréales et les légumineuses plus digestes et augmente leur taux protéique jusqu'à 50 % (germes de 4 jours). En outre, la teneur des vitamines est exaltée : les vitamines A et E triplent, les vitamines B et C augmentent jusqu'à 6 fois. Après la germination, les graines de tournesol contiennent un meilleur taux de vitamine D, vitamine souvent en carence dans les pays ou le soleil est très peu présent.

Cette façon de faire nous permet de manger des protéines de qualités, sans abus, ni carences. En plus les aliments choisis pour améliorer nos apports protéiques nous apportent des vitamines, des minéraux et des acides gras du type oméga 3, 6 et 9. C'est aussi une solution judicieuse pour éviter à long terme une consommation abusive des viandes qui à partir d'un âge moyen, commencera à affecter les reins et également le foie par les résidus qu'elle leur laissent sur les bras.

Ce constat nous encouragera à opter pour moins d'apport de viande et pour plus de teneurs en acides aminés. Un apport de protéines animales de 0,75g (apport minimum sécuritaire de protéine par kilos de poids), lorsqu'il est équilibré par des protéines venant de la liste des aliments cités ci-dessus est aussi puissant que 1,5 g de protéines pure viande.

Remarque : Les noix en général (sauf les sésames et les pistaches), la levure de bière, les fromages gras et les œufs cuits (surtout à l'huile), la viande d"agneau ne sont pas conseillés dans le diabète et l'hypertension. Ces aliments étant riches en graisses et cholestérol deviennent trop lourd pour un système digestif affaiblit. Par contre l'œuf de caille ne contient pas de cholestérol. Consommé cru, il reste très digeste.

Les menus

Voici des menus simples et peu coûteux qui vous donneront une idée sur comment composer un repas équilibré du point de vue protéique avec des apports faibles en glucides sans négliger les autres ingrédients qui participeront à rendre un repas à la fois agréable et équilibré :

Menu 1 (végétalien)

150g d'houmous + 1 cuillerée à soupe de pâte de sésames dilués dans un peu d'huile d'olive, 40g de pain complet, 100g de caviar d'aubergine et une salade verte.

dessert : thé au choix + 1 cuillerée à café de pollen.

Menu 2

200g de salade verte avec 1 œuf dur, le tout assaisonné, citron et huile d'olive.

100g de poulet rôti (poids viande sans os) garni avec 200g haricots verts,

Dessert facultatif : 1 yaourt nature.

Menu 3

1 steak haché (5% MG),

100g de carottes râpées,

150g haricots verts,

40g de pain complet,

Dessert : 30g de gruyère (évitez les fromages blancs et les yogourts en présence de céréales à cause de la fermentation).

Menu 4

150g de poisson au choix,

100g de pâtes complètes cuites + 50g de tartare d'algues + 1 cuillerée à thé d'huile d'olive,

1 salade verte ou composée,

Dessert : 1 café ou 1 thé nature.

Menu 5

200g de salade composée sans tomate et contenant 1 avocat et 1 œuf, sans assaisonnement,

80g de viande de votre choix + 200 g de quinoa cuite,

1 thé vert de chine nature ou agrémenté avec de quelques feuilles de menthe.

Menu 6

1 louche de soupe de lentilles vertes, parsemée de feuilles de coriandre

100g de pâtes cuites, gruyère râpé (20 g), 2 œufs durs

Dessert : 40g de pistaches grillées.

Menu 7

100g de semoule cuite,

+ 100g d'agneau cuit (viande sans os) dans la sauce du couscous, ou bien méchoui

+ 300g de légumes divers cuits dans la sauce également

+ 30g de pois chiches cuits dans la sauce avec les légumes

1 thé vert de chine à la menthe ou nature (pour aider la digestion).

Menu 8

1 salade verte assaisonnée au choix,

130g de confit de canard ou canard rôti garni avec 200g haricots vert ou 2 petites pommes de terre au four ou à la vapeur.

1 thé vert ou un café nature.

Menu 9

130g de lapin à la moutarde, garni de salade, haricots verts à volonté,

Dessert facultatif : 1 part de fromage ou 1 yaourt nature

Si vous aimez les yaourts aux fruits, vous pouvez mélanger un yaourt nature avec une compote de fruit sans sucre ajouté. Les yaourts aux fruits ont bon goût mais ils contiennent beaucoup trop de sucre.

Menu 10

250g de sardines grillées accompagnées de salades verte ou mixte à volonté, assaisonnée à votre convenance,

Dessert : Une tranche d'ananas.

Menu 11

1 omelette de 3 œufs cuite dans une cuillerée d'huile d'olive et ciboulette.

1 portion de fromage de chèvre, sur un nid de salade verte et roquette.

100 g de pain au seigle complet " Vollkornbrot ".

Menu 12

Une entrecôte de 150g grillées garni haricots verts à volonté saupoudrés d'une cuillerée à soupe de fibres d'avoine,

Derssert : 1 gâteau légèrement sucré.

Ces exemples de menus pourraient aider une personne à voir comment organiser des repas équilibrés du point de vue protéique, qui sont hypoglycémiques et peu lipidiques donc peu caloriques. Des repas ainsi équilibré diminueront au bout de quelques semaines de moitié la portion alimentaire ingérée habituellement. Elles stopperont le grignotage et éviteront ou allégeront remarquablement le dîner.

Occasionnellement on peut se faire plaisir comme dans l'exemple du menu 12, à condition que le repas soit riche en fibres et ne contienne aucun féculent. Vous pourrez faire cela lorsque vous aurez atteint un certain équilibre dans vos besoins alimentaires et que vous aurez surmonté une éventuelle addiction au sucre. Lorsque le corps aura atteint son IMC idéal, vous pourrez vous permettre plus souvent des écarts ou reprendre une alimentation un peu plus glucidique toujours avec des gardes fou, par exemple, si nous mangions une glace l'après midi, le dîner ne comportera que des protéines et des légumes.

La consignation du régime

Un carnet ou un cahier de consignation de régime doit être tenu, afin de notez tout ce qui se passe dans le régime. Il est important de mesurer les résultats de vos efforts, ainsi que votre progrès. Lorsque vous voyez que vous êtes en train de gagner, vous serez très encouragé à continuer, cela devient un jeu intéressant et motivant.

Il faudra alors vous munir d'un pèse aliment, d'un pèse personne, et d'un mètre ruban pour mesurer le tour de taille en cas où la perte de poids vise aussi le ventre.

Commencez par inscrire la date du jour, le poids et le tour de taille. Puis au fur et à mesure les aliments et la boisson consommés avec leurs charges glycémiques. Dans la foulée vous consignerez tout éventuel complément alimentaire pris en même temps pour aider la perte de poids.

Ne tenir compte des compléments alimentaires utilisés que pour vérifier leurs effets sur votre progression vers la minceur.

Les médicaments utilisés s'ils sont édulcorés, doivent être pris en considération dans le calcul. Dans la mesure du possible avec votre médecin, optez pour des médicaments sans édulcorants.

A la fin de la journée faites le total de ce qui a été consommé en glucides.

Ensuite, quelques temps après lorsque vous aurez en main le régime hypoglucidique, viendra le moment d'inscrire les calories, les lipides et les protéines.

Les activités physiques s'il y en a, doivent être également notées. Ces notes vous aideront à améliorer votre régime alimentaire et tout ce qui est lié à la perte de surpoids.

Si vous trouvez que votre poids a augmenté au lieu de diminuer, il faudra vérifier ce que vous avez consommé la veille ou deux jours auparavant et rectifier.

Si vous voyez que vous continuez à perdre du poids régulièrement semaine après semaine, votre façon de faire est correcte, continuez...

Dés le début choisissez un moment pour vous peser et garder toujours ce même moment. Il y a souvent des écarts à la hausse le soir en comparaison avec le matin, à cause d'une mauvaise circulation sanguine ou la rétention d'eau. Ces phénomènes fausseront vos résultats et pourront même vous décourager et vous empêcher de voir votre progression réelle. Mais rassurez-vous ces phénomènes finiront par céder. Donc, le meilleur moment de se peser est le matin au réveil car vous aurez votre vrais poids.

Une perte d'un kilo enregistré sur votre balance ou d'un centimètre en moins constaté sur votre tour de taille est la preuve la plus encourageante et la plus gratifiante de votre effort, ne ratez pas ces moments.

Les signes du progrès

Quand la situation est renversée et que le corps commence à perdre plus qu'il n'en épargne. Il y a des signes qui commencent à se manifester :

> 1-L'envie de sucre a beaucoup diminué ou la personne n'a plus envie de sucrerie ou elle peut contrôler son apport glucidique.

> 2-Ne plus avoir le corps qui gonfle à la fin de la journée (c'est à dire que vous ne faites plus de la résistance à l'insuline).

> 3-Ne plus avoir envie de grignoter.

> 4-Un meilleur transit intestinal.

> 5-Ne plus faire des malaises hypoglycémiques.

> 6-Ne plus avoir des coups de pompes après un repas. ou au milieu de l'après midi.

> 7-Sentir une réelle satiété à la fin d'un repas.

> 8-Ne plus ronfler pendant le sommeil, si ce ronflement est engendré par le surpoids.

Rassurez-vous, vous n'êtes pas tous concernés par tout ce qui vient d'être listé ci-dessus.

Donc, continuez votre quête pour consolider cet équilibre, vous avez gagné !

L'expérience doit être faite avec un état d'esprit gagnant ; n'ayez pas peur de faire et de refaire jusqu'à la réussite. Même si vous cédez à la tentation d'un bon morceau de pizza lors d'un week-end à Venise, ce n'est pas grave en rentrant, remettez-vous petit à petit en selle ; parce que même si vous rechutez, vous avez certainement, déjà gagné étapes. Les courbes vont rarement toujours en montant ; les rechutes font partie de l'expérience qui vous apprendront plus sur votre corps.

Chemin faisant vous allez avoir des résultats, ce sont eux qui vont vous motiver à continuer. Mois après mois, les kilos superflus vont disparaître. Votre état général s'améliorera et vous vous sentirez récompensés pour votre courage.

Ne soyez pas pressés, allégez les glucides selon votre IMC et mangez bien. Si vous perdez seulement 2 centimètres de tour de taille par mois ce n'est pas beaucoup, mais, mois après moi, au bout d'une année, vous aurez perdu en moyenne 24 cm, cela correspond à plusieurs tailles !

Au bout d'un certain temps de travail sur vous-même, votre corps réagira mieux et il réapprendra à combattre la graisse.

Si vous êtes en ménopause, pour votre bien être général et pondéral apprenez à maîtriser votre supplémentation en hormone.

Avec la maîtrise que vous allez acquérir par la pratique, vous allez petit à petit affiner votre façon de vous alimenter et trouver ce qui est adéquat à votre nature ou à vos besoins.

Si vous voulez arrêter " les régimes yoyo " et les problèmes découlant de l'excès de glucides, désormais ce changement alimentaire deviendra votre manière de vous alimenter définitive. Et même si pour une raison ou une autre vous reprendrez quelques kilos, il sera beaucoup plus facile de les perdre car vous avez appris à le faire et vous connaissez mieux maintenant votre corps plus qu'aucune autre personne.

Armez-vous de patience et comptez sur 1kg au plus de perte de poids par semaine. Ne craignez pas les rechutes continuez jusqu'à stabiliser ce chiffre, si vous perdez plus c'est tant mieux. Cependant, lorsque les kilos commencent à dégringoler très vite dans un régime, ce n'est pas toujours un bon signe à cause de la perte musculaire. Deux kilos par mois pour un IMC de 26 avec un tour de taille ne dépassant pas au départ 98 cm pour une femme, serait une bonne moyenne à raison de 500g de graisse par semaine. En cas d'obésité sévère, prévoir le double.

Varier l'alimentation autant que possible pour que les repas restent toujours un moment de plaisir.

Manger à votre faim, mangez bien tout en respectant les conseils exposés dans cet ouvrage, car la privation pourrait vous perturber psychologiquement.

Vous pouvez faire quatre repas par jour, sans dépasser des charges glycémiques de 15 chaque fois. Un total de 60 points de charge glycémique journalière est acceptable.

Prendre des repas bien équilibrés et suffisants permet d'éviter les grignotages.

Si vous mangez à l'extérieur quotidiennement, assurez-vous d'avoir la nourriture adéquate à vos besoins de régime et dans la mesure du possible, 1 œuf dure, de la levure de bière, du germe de blé, une portion de pistaches ou d'algues en tartare, vous faciliteront le régime en vous procurant satiété et énergie.

Un IMC idéal et une bonne santé se gagne avec la volonté, à vous d'y aller ! Vous verrez la satisfaction sera au rendez-vous, car la clé de la minceur, santé, longévité est maintenant entre vos mains.

A la fin de cet ouvrage, reprendre la lecture dès le début vous donnera encore plus de compréhension, plus d'ajustements et plus de résultats.

Annexes

Les huiles essentielles

Ce bouquet d'huiles essentielles a été expressément choisi pour répondre à une attente marquée par l'idée de la minceur. Par ailleurs chacune de ces huiles essentielles vous apportera de nombreuses vertus. Laissez-vous choyer par leur générosité et faites le plein de bienfaits.

Huile essentielle de basilic doux
Ocimum basilicum à linalol

Propriétés : Digestive, stomachique, hépatique, immunitaire, antiseptique, cicatrisante, antimicrobiennes, antalgique*, anti-inflammatoire, antirhumatismale, antispasmodique antiasthénique*, désintoxiquant(e), antidote, revitalisante, emménagogue.

Indications traditionnelles : Elle désintoxique le foie, traite les troubles gastriques qui se manifeste par une digestion lente, ballonnement, flatulence, aérophagie, nausées, spasmes digestifs, infections intestinales, hépatites virales, congestions* hépatiques, coliques, inflammation de la bouche et de la gorge.

Elle traite la spasmophilie et les troubles d'origine nerveuse tels que stress, anxiété, migraines, céphalées, vertiges, insomnie, maux de voyage, crampes et douleurs musculaires et intestinales.

Elle soulage les élongations, la tendinite, l'arthrose, l'arthrite, les rhumatismes (usage interne et usage local externe).

Elle est utile dans les troubles du système immunitaire, est également antidote contre les piqûres d'insectes.

Elle allège les troubles menstruels et les dysménorrhées (règles insuffisantes),

Par ailleurs elle redonne éclat et vitalité aux peaux ternes et fatiguées.

Usage interne : Mettre 2 gouttes, 2 à 3 fois par jour, sur un peu de miel, ou directement dans une petite cuillère, l'avaler seule ou avec une boisson de préférence tiède de votre choix. Cette huile peut être prise à n'importe quel moment de la journée pour soulager le stress et le soir pour normaliser un cycle de sommeil insuffisant.

Usage externe : En massage pour les soins des rhumatismes, mélanger 3 gouttes avec quelques autres gouttes d'huile d'olive ou une huile de massage de votre choix. Pour les peaux sensibles, diluer à 50 % si c'est nécessaire.

Contre indications : Tenir hors de la portée des enfants, éviter pendant la grossesse et l'allaitement et chez les enfants de moins de 12 ans, sauf avis contraire d'un professionnel.

Huile essentielle de camomille romaine
Chamaemelum nobile

Propriétés : Pré-anesthésique, analgésique*, antispasmodique, sédative*, antalgique, calmante du SNC (système nerveux centrale), rééquilibrante, parasiticide, vermifuge, Fébrifuge, anti-inflammatoire, antiseptique, cicatrisante, antiallergique, antiprurigineuse*, stomachique, digestive, carminative, cholagogue, emménagogue.

Indications traditionnelles : Cette huile très douce agit contre l'atonie digestive, flatulence, nausées, vomissement, diarrhée, aphtes, parasites intestinaux (lambia, oxyures, ascaris).

Elle apaise les inflammations internes et externes y compris celle de la vessie.

Elle calme les affections dermatologiques prurigineuses et/ou allergiques, elle est également utile dans la couperose, eczéma, psoriasis, acné, dermatite, peau sensible et enflammée.

Elle calme, colites, spasmes gastriques et intestinaux, ulcères gastriques, névrites, névralgies, mal de dents, poussée dentaire, aphtes, fièvres rebelles.

Elle atténue les chocs émotionnels et nerveux, lutte contre l'insomnie, le stress, la migraine et l'asthme nerveux.

Elle est efficace dans la conjonctivite.

Elle est utile avant et après une intervention chirurgicale pour soutenir une guérison saine, elle purifie également les plaies.

Elle soulage la goutte et les rhumatismes généralisés.

Usage interne : Mettre 1 à 2 gouttes, 1 à 3 fois par jour, sur un peu de miel ou directement dans une petite cuillère, avalez cette huile seule ou avec une boisson de préférence tiède de votre choix.

Contre indications : Tenir hors de la portée des enfants, déconseillée pendant les trois premiers mois de la grossesse.

Huile essentielle de citron vert
Citrus aurantifolium

Propriétés : Anticoagulante, hypotensive, antioxydant, anti-inflammatoire, antispasmodique, décontractante, rééquilibrante, amincissante, drainante, antirides, désodorisante, désaltérante, rafraîchissante.

Indications traditionnelles : L'huile essentielle de citron vert est un antioxydant puissant grâce à une grande richesse en flavonoïdes.
Elle aide à diminuer les graisses corporelles, lutte contre la rétention d'eau et la cellulite,
Éloigne les risques cardio-vasculaire, fait baisser l'hypertension en fluidifiant le sang en ramenant le nombre des plaquettes* à la normale,
Libère également des tensions nerveuses au niveau de la tête provoquées généralement par l'hypertension, allège l'anxiété et le stress, évite la dépression,
Elle est utile dans les entérocolites inflammatoires et spasmodiques ; elle est également utile dans l'aphonie.
Elle recentre les énergies, en d'autres termes rééquilibre les différentes constantes* biologiques du corps.

Usage interne : Mettre 5 à 10 gouttes 1 à 2 fois par jour, sur un peu de miel ou directement dans une petite cuillère, l'avaler seule ou avec une boisson de préférence tiède de votre choix.

Contre indications : Tenir hors de la portée des enfants, ne pas utiliser chez l'enfant de moins de 12 ans, ne pas s'exposer au soleil après éventuelle application dermique de cette huile car elle est **photosensibilisante**.

Remarque : L'huile essentielle de citron jaune possède également de nombreuses vertus, cependant pour l'hypertension et l'état de stress préférez l'huile essentielle de citron vert.

Huile essentielle de cumin
Cuminum cyminum

Propriétés : Digestive, apéritive, carminative, antiseptique, bactéricide, anti-inflammatoire, antirhumatismale, diurétique, péristaltique*.

Indications traditionnelles : Elle traite aérophagie, flatulence, spasmes gastro-intestinaux, colites, ptôses (descente) du côlon. Elle agit également contre la constipation en stimulant l'action péristaltique intestinale ; elle éloigne le risque d'appendicite.
Elle favorise la sécrétion du lait chez les nourrices.
Elle tonifie le cœur et le système nerveux.

Usage interne : Prendre 1 à 3 gouttes, 1 à 2 fois par jour, sur un peu de miel ou directement dans une petite cuillère et l'avaler seule ou avec une boisson de préférence tiède de votre choix. Pour bonifier le goût, rajouter 3 gouttes de citron vert.

Contre indication : Tenir hors de la portée des enfants, déconseillée pendant les trois premiers mois de grossesse, stupéfiante à fortes doses.

Huile essentielle de genièvre
Juniperus communis

Propriétés : Antispasmodique efficace, régulatrice du système nerveux végétatif, bon anti-inflammatoire, antinévralgique, antirhumatismale, antiarthritique*.

Indications traditionnelles : L'huile essentielle de genièvre (ou genevrier) est un bon antispasmodique (notamment dans les spasmes et douleurs intestinaux et utérins), elle calme les colites et est également un bon anti-inflammatoire et un antinévralgique, elle traite l'hémicrânie : douleur unilatérale (ne touchant qu'une seule *moitié* du crâne).
Elle est utile dans l'eczéma et les plaies atones.
Elle est aussi utile dans l'obésité, la cellulite, les œdèmes, les congestions, l'hydropisie, la goutte, les calculs et les rhumatismes.
Elle combat les maladies respiratoires et l'otite.
Elle élimine les toxines microbiennes, les parasites, la colibacillose et par conséquent les affections urinaires et menstruelles.

Usage interne : 1 à 2 gouttes, 1 à 2 fois par jour, sur un peu de miel, un petit morceau de sucre ou directement dans une petite cuillère, avaler seule ou avec une boisson de préférence tiède de votre choix.

Usage externe : Mélanger 30 ml d'huile d'amande douce ou d'olive avec 3ml d'huile essentielle de genièvre. Masser avec quelques gouttes du mélange 2 fois par jour, le ou les endroits affectés par l'eczéma ou la douleur et garder le reste dans un flacon toujours bien fermé pour des utilisations ultérieures.

Contre indications : Emploi uniquement pour les adultes. Tenir hors de la portée des enfants, déconseillée pendant la grossesse et l'allaitement, intoxicante à forte dose.

Huile essentielle de géranium
Pelargonium Asperum

Propriétés : Antiseptique, antibactérienne puissante, parasiticide, fongicide, anti-inflammatoire, antispasmodique, antalgique, astringente*, antihémorragique, cicatrisante, hypoglycémiante.

Indications traditionnelles : Elle arrête le saignement du nez et des coupures sanguinolentes, facilite la cicatrisation des plaies, calme et traite les brûlures internes et externes, les ulcères gastriques et les entérocolites.
Elle soigne les dermatoses, impétigo, eczéma, acné, psoriasis, crevasses, rhumatismes, arthrites, névralgies, tendinites.
Elle agit contre l'asthénie* et le stress, elle calme l'anxiété.
Elle possède un pouvoir amincissant en facilitant l'assimilation des sucres et des amidons.
Elle est efficace dans le traitement des poux et des acariens, éloigne les moustiques.

Usage interne : Prendre 1gouttes 1 à 2 fois par jour, sur un peu de miel, un petit morceau de sucre ou directement dans une petite cuillère, l'avaler seule ou avec une boisson de préférence tiède de votre choix.

Usage externe : Pure ou diluée en application. Pour les saignements du nez, introduire délicatement un coton tige sur lequel vous avez déposé 1 à 2 gouttes d'huile essentielle de géranium et le maintenir quelques minutes.

Contre indication : Tenir hors de la portée des enfants, déconseillée pendant la grossesse et l'allaitement. Ne pas administrer aux enfants en dessous de 12 ans. Cette huile essentielle est prohibée en cas d'hypertension et de diabète.

Huile essentielle d'orange douce
Citrus Sinensis variété pera

Propriétés : Calmante, relaxante, anxiolytique, apéritive, digestive, antiseptique et anti-infectieuse.

Indications traditionnelles : Cette huile est utile contre l'irritabilité, l'angoisse, l'anxiété, les troubles du sommeil ; elle rehausse le moral.

Elle est bénéfique dans la digestion lente et les nausées, aide à diminuer l'excès alimentaire et les grignotages.

Elle lutte contre les virus, les bactéries et les mycoses, protège des épidémies hivernales. En diffusion, elle purifie l'air grâce à son pouvoir antiseptique et dépolluant.

Usage interne : Prendre 1 à 2 gouttes 2 à 3 fois par jour sur un peu de miel ou nature directement dans une petite cuillère, ensuite l'avaler seule ou avec une boisson de préférence tiède de votre choix.

L'orange douce est utilisée généralement le soir car en plus des bienfaits qu'elle apporte pour le cœur et les artères, elle calme également le stress et facilite le sommeil. Pour calmer l'abus de nourriture, l'huile essentielle d'orange douce peut être consommée à raison d'1 à 2 gouttes directement dans la bouche à des moments d'envie irrésistible d'excès de nourriture ou de sucre.

Contre indications : Cette huile est déconseillée pour les femmes enceintes durant les 3 premiers mois de grossesse, pour les enfants en dessous de 12 ans. Elle est également déconseillée en présence de calculs biliaires. D'autre part elle peut réveiller dans certains cas, des allergies de par sa nature riche en limonène. Tenir hors de la portée des enfants.

Huile essentielle de thym
Thymus vulgaris à thymol

Propriétés : Antiseptique, anti-infectieuse, bactéricide, parasiticide, diurétique, stomachique, vermifuge, immunitaire.

Indications traditionnelles : Elle stimule la leucocytose*, protège l'intestin en agissant contre les fermentations, les putréfactions (pus), les parasites intestinaux, les ulcères, les plaies internes ou externes.
Elle est également utile dans les affections pulmonaires, rénales et asthmatiformes.

Usage internes : (usage uniquement adultes) : En mélange, mettre dans un flacon 50 ml d'huile comestible, y rajouter 10 gouttes d'huile essentielle de thym à thymol et prendre 1 à 4 cuillères à café par jour. Secouer le flacon avant chaque utilisation.

En mélange de 1 à 5 %, avec d'autres huiles essentielles au choix, géranium, cumin, camomille, basilic, citron.

Notez que, 1 % de thym = 1 goutte de thym mélangé à 99 gouttes d'une ou de l'association plusieurs huiles essentielles ou végétales de votre choix.

5 % = 5 gouttes de thym mélangé à 20 gouttes d'une ou de plusieurs huiles essentielles ou même végétales de votre choix.

1 ml d'huile essentielle = 30 gouttes.

Contre indication : (usage uniquement pour l'adulte) : Tenir hors de la portée des enfants, **déconseillée pendant la grossesse et l'allaitement,**

Prudence : Malgré toutes les qualités qu'elle comporte, l'huile essentielle de thym à thymol, consommée à forte dose provoquera des brûlures internes à cause de sa nature caustique. Il est fortement déconseillé de l'ingérer seule et au-delà d'1 goutte à chaque fois ajouté à une cuillerée d'huile d'olive.

Remarque générale concernant les huiles essentielles : Si vous utilisez plusieurs huiles attention à l'excès par rapport à la dose totale ingérée dans une même journée, allez y par gradient, testez votre tolérance, ou suivez les conseils d'un spécialiste. Concernant les enfants, suivre scrupuleusement les consignes.

Les tableaux

Tableau n°1
Les dépenses caloriques des activités physiques/heure

Femme (poids)	70	75	80	85	90	95
Fitness (aérobic)/h	803	860	917	975	1032	1089
Musculation/h	278	298	317	337	357	377
Marche à pied 4 km/h	165	177	188	200	212	224
Marche à pied 6 km/h	256	275	293	311	330	348
Course à pied 10 km/h	694	744	793	843	893	942
Course à pied 13 km/h	855	916	978	1039	1100	1161
Course à pied 15 km/h	1015	1088	1161	1233	1306	1378
Course à pied 20 km/h	1977	2118	2260	2401	2542	2683
Stepper (5 étage par min)	153	164	175	185	196	207
Stepper (10 étage par min)	534	572	610	649	687	725
Vélo 20 km/h	352	377	402	427	452	477

Vélo 25 km/h	368	395	421	447	474	500
Natation 25 m/min	359	385	410	436	462	487
Natation 40 m/min	1068	1145	1221	1297	1373	1450
Ski de fond 5 km/h	480	515	549	583	618	652
Aviron (300 m/min)	855	916	978	1039	1100	1161
Tennis/h	441	472	504	535	567	598
Alpinisme/h	534	572	610	649	687	725
Basket ball/h	558	598	638	678	718	758
Danse à rythme rapide/h	303	324	346	368	389	411
Sport de combat /h	694	744	793	843	893	942
Tennis de table /h	306	328	350	372	394	416
Bowling /h	165	177	188	200	212	224
Football/h	855	916	978	1039	1100	1161
Repos ou sommeil/h	62	66	71	75	80	84
Repos en position assise/h	78	83	89	94	100	106

Travail de bureau/h	93	99	106	112	119	126
Faire les courses/h	232	249	266	282	299	315
Conduire une voiture/h	124	133	142	151	159	168
Bricolage, jardinage.../h	192	205	219	233	246	260
Coupe de bois/h	428	458	489	519	550	580

Vous avez remarqué que ces deux tableaux de dépenses caloriques, le premier pour le sexe féminin et le deuxième pour le sexe masculin, ne présentent pas tous les différents paliers de poids qui pourraient exister. Cependant toute personne pourrait faire une extension de ces tableaux. Par exemple une personne du sexe féminin qui pèse 65 kilos et qui a envie de perdre 10 kilos. Elle prendra la première ligne du côté gauche :

Fitness (aérobic)/h	803	860	917	975	1032	1089

Elle fera le calcul suivant : 860 - 803 = 57 ;
Ensuite : 803 - 57 = 746, ce résultat correspond à une perte calorique pour une activité physique aérobique par heure pour un poids de 65 kilos.

Ensuite, pour trouver la perte calorique pour une activité physique aérobique par heure pour un poids de 60 kilos, elle procédera de la même manière : 803 - 746 = 57. Maintenant, 746 – 57 = 689, ce résultat correspond à une perte calorique d'une activité physique aérobique par heure pour 60 kilos.

Pour trouver la perte calorique pour 100 kilos chez le sexe féminin : 1089 - 1032 = 57. Maintenant, elle ajoutera 57 à 1089, et cela donnera 1146, et voilà le volume de la perte calorique de l'activité physique aérobique pour un poids féminin de 100 kilos.

Si la première ligne a donné 57, les autres lignes du tableau donneront d'autres valeurs. Essayer vous verrez…

Ce calcul est arbitraire, mais il n'est pas loin de la vérité et donne de bons résultats, car dans tout ce qu'on fait c'est le résultat qui compte.

Pour le sexe masculin, en cas de besoin, il suivra l'exemple ci-dessus.

Tableau n° 1bis
Les dépenses caloriques des activités physiques/heure

Homme (poids)	75	80	85	90	95	100
Fitness (aérobic)/h	873	931	989	1047	1106	1165
Musculation/h	407	434	461	488	515	542
Marche à pied 4 km/h	186	199	211	224	236	248
Marche à pied 6 km/h	290	309	328	348	367	386
Course à pied 10 km/h	780	832	883	935	987	1039
Course à pied 13 km/h	960	1024	1088	1152	1216	1280
Course à pied 15km/h	1140	1216	1292	1368	1444	1520
Course à pied 20 km/h	2220	2368	2516	2664	2812	2960
Stepper (5 étage/min)	234	250	265	281	296	311
Stepper (10 étage/min)	600	640	680	720	760	800
Vélo 20 km/h	396	422	448	475	501	527

Vélo 25 km/h	414	442	469	497	524	551
Natation 25 m/min	405	432	459	486	513	540
Natation 40 m/min	1200	1280	1360	1440	1520	1600
Ski de fond 5 km/h	540	576	611	647	683	719
Aviron (300 m/min)	960	1024	1088	1152	1216	1280
Tennis/h	496	529	562	595	628	661
Alpinisme/h	600	640	680	720	760	800
Basket ball/h	625	666	708	750	791	832
Danse rapide/h	340	363	386	408	431	454
Sport de combat /h	780	832	883	935	987	1039
Tennis de table/h	345	368	391	414	437	460
Bowling/h	208	222	236	250	264	278
Football/h	960	1024	1088	1152	1216	1280
Sommeil/h	70	75	79	84	89	94
Repos assis/h	89	95	101	107	113	119

Travail de bureau/h	105	112	119	126	133	140
Faire les courses/h	278	296	315	333	352	371
Conduite/h	140	149	158	168	177	186
Bricolage.../h	216	231	245	259	274	289
Coupe de bois/h	480	512	544	576	608	640

Tableau n° 2
Les charges glycémiques

Partie des aliments à index glycémique élevé

Poids d'aliment (100g)	C.	G.	I.G.	C.G.
Sirop de maïs	320	80	115	92
Bière (10cl)	130	12,5	110	13,75
Glucose	397	100	100	100
Sirop de blé	307	76	100	70,6
Sirop de riz	316	80	100	80
Pommes de terre au four	93	25	95	24
Pommes de terre frites	420	33	95	31
Riz soufflé	417	85	95	81
Fécule de pomme de terre	324	83	95	78,85
Purée de pomme de terre maison	95	14	90	12,5

Riz précuit	132	29	90	26
Miel	304	80	90	72
Pain blanc sans gluten	230	55	90	49,5
Carottes cuites	26	8	85	6,8
Farine de riz	348	85	85	72
Céleri rave cuit	20	8	85	6,8
Corn-flakes	385	85	85	72
Pop corn sans sucre	382	63	85	54
Pain blanc Farine T 45	255	58	85	49
Gâteau de riz nappé caramel	187	28	85	24
Pain de hamburger	296	51	85	43
Panais	74	7	85	6
Tapioca manioc	350	86	85	73
Arrow-root*	357	88	85	75
Farine de blé blanche	364	85	85	72

Chips	570	49	80	39
Fèves sèches cuites	138	24	80	19
Crackers	436	60	80	48
Brioche	386	56	80	45
Fonio complet cru	338	74	76	56
Potiron	30	7	75	5
Citrouille	30	7	75	5
Baguette farine T 55	285	55	75	41
Pastèque	30	7	75	5
Farine de riz complète	348	85	75	64
Lasagnes	160	14	75	10,5
Amarante	35	5	75	4
Riz au lait sucré	150	30	75	22
Riz précuit incollable	124	24	70	17
Riz blanc cuit	90	20	70	14

Pain de campagne farine T 65	262	54	70	38
Céréales sucrée	374	87	70	58,8
Millet cru	340	65	70	45,5
Sorgho ou sorgo	339	70	70	49
Pain azyme farine blanche	255	78	70	54,6
Barres chocolatées	423	60	70	42
Pommes de terre bouillies pelées	85	20	70	14
Sucre saccharose	400	100	70	70
Sirop d'érable	334	86	70	60
Navet cuit	15	3	70	2
Maïzena (amidon de maïs) cru	350	88	70	62
Nouilles cuites (blé tendre) cuites	133	23	70	16
Raviolis de bœuf cru	235	40	70	28
Biscottes	390	76	70	53

Croissant	180	22	70	16
Dattes (CG par datte 4 à 5 point)	311	73	70	51
Fonio complet cuit	124	25	66	16,5
Pain au chocolat	280	32	65	21
Pain bis farine T 85	255	50	65	33
Pomme de terre bouillies avec la peau	80	14	65	9
Couscous blanc cru	435	72	65	47
Couscous blanc cuit	112	23	65	15
Fruit à pain cru	124	27	65	17,5
Marmelade sucrée	280	65	65	42
Confiture classique	245	70	65	46
Melon	31	10	65	6
Banane mûre	90	23	65	15
Jus d'orange industriel	80	11	65	7

Raisins secs sans sucre ajouté	324	66	65	43
Limonade sucrée	54	10	65	6,5
Ananas en sirop	96	25	65	16
Betterave cuite	48	8	65	5
Riz long blanc cuit	123	29	60	17
Pizza	200	22	60	13
Châtaigne, marron	211	36	60	21
Abricot en sirop	100	25	60	15
Mayonnaise	720	3	60	2
Riz blanc cuit	130	29	64	18,5
Cola (33cl = 23 unités CG)	44	11	63	7
Biscuits sablés	460	68	55	37
Biscuits secs "Petit beurre"	420	75	55	41
Pâtes blanches cuites	90	23	55	13
Nèfle	97	8	55	4,4

Dattes fraîches	165	27	55	15
Boulgour	96	19	55	10
Nutella	530	56	55	30
Jus de raisin nature	76	13	55	7
Sushi	44	12	55	7
Pêches en sirop	70	25	55	14
Manioc (amer, doux)	140	33	55	18
Tagliatelles (bien cuites)	122	18	55	10
Spaghettis blanches cuites	90	23	55	13
Riz rouge	150	27	55	15
Papaye	44	10	55	5,5

Partie des aliments à index glycémique moyen

Aliments (100g)	C.	G.	I.G.	C.G.
Pain complet farine T 150	235	47	50	24
Farine de blé noir (sarrasin)	335	78	50	39
Patate douce	110	20	50	10
Couscous complet cru	346	73	50	36
Couscous complet cuit	138	28	50	14
Riz complet	125	23	50	12
Mangue	62	15	50	7,5
Kaki	63	15	50	7,5
Litchis	68	16	50	8
Kiwi	53	12	50	6
Riz basmati cru	347	78	50	39
Riz Basmati cuit	124	28	50	14

Raisins	81	17	50	8,5
Pruneau d'Agen (sans sucre)	113	55	50	15
Sorbet (1 boule 75g)	134	30	50	15
Sorbet (100 g)	116	31	50	20
Pâtes complètes T 150 cuites	135	19	45	9
Épeautre intégral cru	155	66	45	30
Petit pois (conserve)	70	9	45	4
Spaghettis T 85 al denté	95	25	45	11
Riz basmati complet cuit	121	26	45	12
Crêpes au sarrasin	379	17	45	7,65
Pain au son	257	40	45	18
Boulgour entier cuit	133	25	45	11
Ananas (fruit frais)	51	12	45	5,4
Canneberge (Cranberry)	28	55	45	37
Banane verte	90	20	45	9

Bananes plantain crues	126	28	45	12,6
Noix de coco	354	15	45	6,75
Pain noir allemand	321	45	40	18
Figues sèches (sans sucre)	270	58	40	25
Glace	192	24	40	9,6
Lait de coco	20	24	40	9,6
Cidre brut (10 cl)	40	12	40	5
Pain intégral Farine T 200	210	45	40	18
Pain kamut intégral	359	68	40	27
Sarrasin intégral cru	228	70	40	28
Pois frais	70	10	40	4
Haricots rouges	94	11	40	4,4
Pâtes intégrales T 200	101	17	40	7
Pain de seigle complet	230	49	40	19
Jus de pomme (100 %)	47	17	40	7

Jus d'orange pressé	42	12	40	5
Jus de carotte (1 tasse à café)	24	9	40	3,6
Fèves Fraîches crues	117	14	40	5,6
Avoine (flocons)	367	67	40	27
Sésame (purée)	567	10	40	4
Pain azyme intégral	365	58	40	23

Partie des aliments à index glycémique faible

Aliments (100g)	C.	G.	I.G.	C.G.
Vermicelles chinoises cuites	138	15	35	5
Compote de pomme s/sucre	55	10	35	3,5
Maïs classique (conserve)	140	22	35	8
Quinoa	150	18	35	6
Pois secs	110	18	35	6
Yogourt entier	70	5	35	2

Yogourt maigre	39	5	35	2
Orange (fruit frais)	40	9	35	3
Nectarines	64	10	35	3,5
Céleri rave cru	44	8	35	3
Prune	56	13	35	4,5
Abricots secs	272	63	35	22
Levure de bière	356	17	35	6
Lin (graines)	425	7	35	2,45
Jus de tomate (10 cl)	24	4	35	1,4
Pain essène (grains germés)	363	45	35	16
Crème glacée	192	25	35	9
Purée d'amandes complètes	612	14	35	5
Figues fraîches	80	19	35	7
Figues de barbaries	41	9,5	35	3,3
Tomate séchée/concentrée	90	18	35	6,3

Lait frais 10cl	35,6	5	30	1,5
Lait en poudre	356	50	30	15
All-Bran	280	46	30	14
Lait d'amande nature	66	6	30	2
Lait de soja	40	1	30	0,3
Grenade	64	17	30	5
Pêche	47	9	30	2,7
Poire	61	14	30	4
Pomme	52	12	30	3,6
Clémentine	40	9	30	2,7
Abricot	45	10	30	3
Tomate	20	4	30	1,2
Haricots blancs	135	17	30	5
Haricots verts	129	3	30	0,9
Carottes crues	38	8	30	2,4

Pois chiches	360	22	30	6,6
Lentilles brunes	89	17	30	5
Navet cru	35	7	30	2,1
Betterave rouge crue	40	8	30	2,4
Marmelade de fruits s/sucre	119	37	30	11
Vermicelles au soja cuites	113	28	30	8,4
Pain d'orge complet 50/50	145	47	30	14
Chocolat noir 75% cacao	530	32	25	8
Lentilles vertes cuites	89	17	25	4,25
Haricot mungo (grains secs)	347	45	25	11,25
Flageolets	120	45	25	7
Mûres blanches	57	10	25	2,5
Fraise	36	7	25	1,75
Pamplemousse	40	9	25	2,25
Cerise	77	15	25	3,75

Pois cassés	118	22	25	5
Goji (baie) séchée	344	42	25	10,5
Orge perlé cuit	180	39	25	10
Semoule d'orge cuite	152	31	25	8
Pousses de soja	14	2,5	20	0,5
Yoghourt soja nature	51	3	20	0,6
Citron (jus)	32	9	20	1,8
Aubergines	29	5	20	1
Abricots frais	48	10	20	2
Cacahuètes	600	9	20	1,8
Artichaut	40	7	20	1,4
Noix de cajou	570	21	15	3
Pistache	646	19	15	2,85
Noisette (10 calories l'unité)	656	16	15	2,4
Amande	643	22	15	3,3

Noix de Grenoble	655	5	15	0,75
Tournesol (graines)	585	20	15	3
Brocoli	34	5	15	0,75
Radis	20	4	15	6
Son de blé	258	46	15	7
Son d'avoine	5,5	46	15	7
Germes de blé	390	48	15	7
Graines germées	50	46	15	7
Sirop d'agave	308	76	15	11,5
Choucroute	28	5	15	0,75
Choux vert	28	2,8	15	0,42
Choux fleurs	14	2	15	0,03
Champignon	28	4	15	0,6
Courgettes	30	6	15	0,9
Rhubarbe	15	1	15	0,15

Épinards	25	3	15	0,45
Concombre	12	2	15	0,3
Fenouil	20	3	15	0,45
Poireaux	42	7	15	1
Poivron	22	4	15	0,6
Tofu (soja)	160	3	15	0,45
Salades laitue	14	3	15	0,45
Céleri branche	20	3	15	0,45
Oignons	46	9	10	0,9
Avocat	200	7	10	0,7
Échalote	75	17	10	1,7
Ail	138	28	10	2,8
Persil	27	1,5	5	0,07

F. : Fibres

C. : Calories

G : glucides

I.G : index glycémique

C.G : charge glycémique

Concernant les céréales et les légumineuses, si la mention est " crue ", alors la charge glycémique mentionnée est divisé par 2,5 pour obtenir la charge glycémique moyenne de 100 g d'aliment cuit.

Exceptionnellement les boules de glaces dans ce tableau sont de 75 g chacune.

Les aliments tels que les viandes, les poissons, les œufs ne contiennent pas de glucides ou quand ils en contiennent, la quantité est trop insignifiante pour en tenir compte ; c'est pour cette raison qu'ils ne sont pas mentionnés dans ce tableau.

L'expérience a montré que le riz et le lait sont tous les deux hyperglycémiants, il faut les éviter, ils vont à l'encontre d'une cure d'amincissement. Par contre les yaourts nature à 0 % et les fromages à 15% de matière grasse, consommées en quantité raisonnable à la fin d'un repas qui ne comporte pas de céréales, ne pourront pas nuire à un régime hypoglucidique.

Les vins contiennent trop peu de glucides 1,7g par 10 cl. Cependant, la présence d'alcool les rend riches en calories. Le vin rouge 11° en contient 95 calories par 10 cl, celui de

12°, 105 et le vin blanc (muscat) 240 calories. Donc ils sont hautement caloriques.

Les pommes de terre frites sont doublement pénalisantes car elles comportent à la fois trop de glucides et trop de graisses, tous les deux sont hautement caloriques.

Les fruits secs comme les raisins, figues, pruneaux, baie de Goji, canneberges (cranberries) … doivent être garantis sans sucres, ni glucose ajoutés. Souvent les fruits secs sont imbibés dans le glucose pour leur donner plus de goût et de moelleux. Or l'IG du glucose est non seulement très haut, il est également très néfaste pour le système digestif et extrêmement polluant pour le corps. Il faudrait boycotter ces pratiques corrompues.

Tableau n° 3
Liste des aliments du tableau n°2 par ordre alphabétique

Cette liste nous permet de repérer facilement un aliment dans le tableau des index et charges glycémiques. Exemple : Abricot en sirop 60, nous irons regarder dans le tableau ci-dessus, au niveau de l'index glycémique 60 pour repérer l'aliment afin de trouver sa charge glycémique et autre information.

Abricot en sirop	60
Abricot (fruit frais)	30
Abricots secs	35
Ail	10
All-Bran (céréales)	30
Amande	15
Amarante	75
Ananas en sirop	65

Ananas (fruit frais)	45
Arrow-root	85
Artichaut	20
Aubergines	20
Avocat	10
Avoine (flocons)	40
Baie de Goji	25
Banane mûre	65
Banane plantain (crues)	45
Banane vertes	45
Baguette (farine T55)	75
Barres chocolatées	70
Betterave rouge crue	30

Betterave cuite	65
Bière	110
Biscottes	70
Biscuits sablés	55
Biscuits secs "Petit beurre"	55
Boulgour cuit	55
Boulgour entier cuit	45
Brioche	80
Brocoli	15
Cacahuètes	20
Camembert	0
Canneberges (Cranberries)	45
Carottes crues	30

Carottes cuites	85
Céleri branche	15
Céleri rave crue	35
Céleri rave cuit	85
Céréales sucrées	70
Cerise	25
Champignon	15
Châtaigne, marron	60
Chips	80
Chocolat noir 75% cacao	25
Choucroute	15
Choux	15
Choux fleurs	15

Cidre brut	40
Citron (jus)	20
Citrouille	75
Clémentine	30
Cola (boisson)	63
Compote de pomme (sans sucre ajouté)	35
Concombre	15
Confiture classique	65
Corn-flakes	85
Courgettes	15
Couscous blanc	65
Couscous complet	50
Crabe entier	5

Crackers	80
Crêpes au sarrasin	45
Croissant ordinaire	70
Dattes	70
Échalote	10
Épeautre intégral cru	40
Épinards	15
Farine de blé noir (sarrasin)	50
Farine de riz	85
Farine de riz complète	75
Farine de blé blanche	85
Farine T65 (pain de campagne)	70
Fenouil	15

Fécule de pomme de terre (amidon)	95
Fèves Fraîches crues	40
Fèves sèches cuites	80
Figues de barbaries	35
Figues fraîches	35
Figues sèches	40
Flageolets cuits	25
Fonio complet (bouillie, crème)	66
Fonio complet (céréale sans gluten)	76
Fraise	25
Fruit à pain cru	65
Gâteau de riz nappé caramel	85
Germes de blé	15

Glace	40
Glucose	100
Goji (baie)	25
Graines germées	15
Grenade	30
Gruyère	0
Haricots blancs	30
Haricot mungo (grain soja vert séché)	25
Haricots rouges	40
Haricots verts	30
Homard	5
Huile	0
Jus de carotte nature	40

Jus de pomme nature	40
Jus d'orange pressé	40
Jus de raisin nature	55
Jus d'orange en industriel	65
Jus de tomate	35
Kaki	50
Kiwi	50
Lait d'amande	30
Lait de coco	40
Lait de soja	30
Lait frais	30
Lait en poudre	30
Langouste	5

Lasagnes	75
Lentilles brunes	30
Lentilles vertes cuites	25
Levure de bière	35
Limonade sucrée	65
Lin (graines)	35
Litchis	50
Maïs classique	35
Maïs courant	70
Maïzena (amidon de maïs)	70
Mangue	50
Manioc (amer, doux)	55
Marmelade de fruits sans sucre	30

Marmelade (sucrée)	65
Mayonnaise	60
Melon	65
Miel	90
Mill (millet)	70
Mûres blanches	25
Navet cru	30
Navet cuit	70
Nectarines	35
Nèfle	55
Noisette	15
Noix	15
Noix de cajou	15

Noix de coco	45
Nouilles (blé)	70
Nutella	55
Oignons	10
Orange (fruit frais)	35
Orge perlé	25
Orge mondé	25
Pain au chocolat	65
Pain au son	45
Pain azyme (farine blanche)	70
Pain azyme intégral	40
Pain bis farine T 85	65
Pain blanc Farine T 45	85

Pain blanc (sans gluten)	90
Pain complet farine T 150	50
Pain de hamburger	85
Pain d'orge 50/50 orge et blé complets	30
Pain de seigle complet	40
Pain essène (céréales germées)	35
Pain intégral Farine T 200	40
Pain kamut intégral	40
Pain noir allemand	40
Pamplemousse	25
Panais	85
Papaye	55
Pastèque	75

Patate douce	50
Pâtes blanches cuisson normale	55
Pâtes complètes T 150	45
Pâtes intégrales T 200	40
Pêche (fruit frais)	30
Pêches (en sirop)	55
Persil	5
Petit pois (conserve)	45
Pistache	15
Pizza	60
Poireaux	15
Poire (fruit frais)	30
Pois chiches	30

Pois cassés	25
Pois frais	40
Pois secs	35
Poivron	15
Pomme	30
Pomme de terre bouillies avec peau	65
Pommes de terre bouillies pelées	70
Pommes de terre au four	95
Pommes de terre frites	95
Pop corn sans sucre	85
Potiron	75
Pousses de soja	20
Prune	35

Pruneau d'Agen dénoyauté (sans sucre)	50
Purée d'amandes blanches (nature)	35
Purée de pomme de terre (maison)	90
Quinoa cuit	35
Radis	15
Raisins	50
Raisins secs	65
Raviolis	70
Rhubarbe	15
Riz blanc cuit	64
Riz au lait (sucré)	75
Riz basmati cuit	50
Riz basmati complet cuit	45

Riz complet cuit	50
Riz long blanc cuit	60
Riz précuit (cuit)	90
Riz précuit incollable cuit	70
Riz rouge cuit	55
Riz soufflé	95
Salade laitue	15
Sarrasin intégral (blé noir)	40
Semoule d'orge cuite	25
Sésame (purée)	40
Sirop d'agave	15
Sirop de blé	100
Sirop de maïs	115

Sirop d'érable	70
Sirop de riz	100
Soja (pousses)	20
Son d'avoine	15
Son de blé	15
Spaghettis (al denté)	45
Spaghettis blanches cuites	55
Sorbet (1 boule de 75 g)	50
Sorgho	70
Sushi	55
Sucre (saccharose)	70
Tagliatelles (bien cuites)	55
Tapioca (manioc)	85

Tofu (soja)	15
Tomate	30
Tomate (séchée ou concentrée)	35
Tournesol (graines)	15
Vermicelles au soja	30
Vermicelles chinois	35
Yogourt (entier ou maigre)	35
Yogourt soja nature	20

Les équivalences des poids et mesures :

Les équivalences de poids et mesure pourraient vous aider dans votre régime hypoglucidique à trouver la correspondance de 100 g en liquide et de pouvoir à tout moment évaluer ce que vous consommez avec les moyens de bord.

100g = 10 cl, qui correspondent au contenu d'une tasse à café en liquide. Exemple 100g de jus de fruit, correspondent à 10 cl.

120g = 12 cl correspondent au contenu d'un verre à vin plein.

160g = 16 cl correspondent au contenu d'un verre à eau plein.

Tableau n° 4
Liste d'aliments
(Teneurs protéiques, lipidiques et caloriques)

100g par aliment	Protides/g	Lipides/g	Calories
Algues			
Chlorelle	60	6	375
Spiruline	60	6	375
Wakamé, Nori, Dulce…	3	0,5	45
Pollen			
Pollen	30	16	295
Levure et champignons			
Cèpes	3	0,5	40
Champignon de Paris	2	0,5	28
Chanterelles	2	0,5	25

Girolles	3	0,5	28
Levures de bière	49	6,5	381
Oléagineuses			
Amandes	21	52	589
Arachides	27	50	610
Gaines de courge	29	46	541
Graines de lin	20	35	426
Graines de sésame	20	50	571
Graines de tournesol	24	47	595
Noisettes	15	60	656
Noix de cajou	18	49	597
Noix de Grenoble	15	60	660
Noix de macadamia	8	78	718

Noix de Pécan	10	67	693
Pignon de pin	14	62	685
Pistaches	22	54	630
Légumineuses			
Fèves (cuites)	7,5	0	36
Fèves (fraîches)	6	0	81
Fèves (sèches)	23	1,5	345
Fèves de soja (sèches)	38	18	374
Flageolets (conserves)	4	0	72
Haricots blancs (conserves)	7	0	108
Haricots blancs (secs)	20	0	267
Haricots lima	19	1,5	330
Haricots lima (conserves)	5	0 ,5	82 ,5

Haricots rouges (conserves)	5	1,5	337
Lait de soja	4	2,5	49
Lentilles sèches	18	0,5	115
Lentilles (soupe)	3,5	0,7	50
Lentilles (vapeur)	7	1,5	105
Petits pois (conserves)	5	0	87
Petits pois frais (cuits)	5,5	0,5	112
Pois cassés (cuits)	8	0,5	140
Pois cassés (secs)	22,5	1,5	350
Pois (secs)	24	2	330
Pois chiches (conserves)	9	2,5	119
Pois chiches (secs)	28	5	360
Céréales germées			

Germes de blé	28	10,5	394
Luzernes germées	4	0,6	32
Lentilles germées	7,5	0,5	99
Céréales			
Farine d'avoine	12	5	350
Farine de blé blanche	10	1,1	336
Farine de blé complète	13	2,5	315
Farine d'épeautre	13	2	357
Farine de maïs	8,5	3	359
Farine de sarrasin	12	2	338
Farine de seigle	8,5	1	339
Farine multi-céréales	11	4	336
Fonio (grains sans gluten)	9	1,5	338

Maïs (cuit)	3,5	1,5	140
Millet (grains)	11	4	342
Orge (grains)	13	2	330
Pain blanc	11	2	285
Pain complet	12,5	1,5	230
Pain de seigle	9	1	242
Quinoa (cuit)	4,5	2,5	150
Quinoa (grains)	13	5	300
Pâtes (cuites)	4,5	1	90
Riz (cuit)	3,5	0	170
Semoule blanche de blé (crue)	12	1,5	346
Semoule complète (crue)	13	1,5	335
Légumes			

Brocoli	2	15	25
Carottes	1	0	45
Choux rouge	2	0	36
Haricots verts	1,5	0,5	21
Pomme de terre (cuites à l'eau)	2	0	79
Salade laitue	1,5	0	12
Tofu	12,5	1	37
Poissons			
Aiglefin	24	0,5	107
Calamars	16	1,5	87
Colin	15,5	1	80
Coquilles saint jacques	18	3,5	92
Crevettes	20	0,5	63

Espadon	25	4,5	116
Flétan	21	5	125
Homard	20	2	94
Langouste	26,5	0,5	98
Maquereau	24	19	180
Moules	11	2,5	76
Perche	19	0,5	82
Poisson fumé	22	20	265
Poisson pané	16	9	175
Poisson séché	75	2,5	320
Poulpe	18	1	75
Raie	22	1	98
Rouget Barbet	20	8	148

Rouget grondin	18	3	95
Sardines à l'huile	24,5	23	300
Saumon	22	13	170
Sole	24,5	2	78
Thon à l'huile	26	20	280
Thon au naturel	24,5	1	117
Thon cru	23,5	4	122
Truite	22,5	2,5	103
Viandes			
Agneau			
Abats en sauce	17	19	290
Agneau (côtelettes)	25	30	330
Agneau (épaule)	29	12	191

Agneau (gigot)	29,5	20	250
Agneau (selle)	22	18	250
Bœuf			
Bœuf Bourguignon	30	3	156
Bœuf (bavette)	18	3,5	170
Bœuf (beefsteak)	28	4	190
Bœuf (corned beef)	27	14	275
Bœuf (côte)	17,5	21	360
Bœuf (entrecôte)	20	10	200
Bœuf (faux-filet)	21	8	186
Bœuf (filet maigre)	21	7	180
Bœuf (steak haché 5%)	26	12	201
Bœuf (steak haché 10 %)	24	17	211

Bœuf (steak haché 15%)	22	22	251
Bœuf (steak haché 20%)	20	27	306
Bœuf (tournedos)	20	10	200
Veau			
Veau (escalope)	31	2	149
Veau (filet)	29	3	138
Veau (foie)	27	6	193
Lapin			
Lapin rôti	29	8	168
Volaille			
Volaille (canard)	26	10	186
Volaille (dinde)	30	4	152
Volaille (foie gras)	10	51	507

Volaille (pigeon)	22	2	108
Volaille (poulet)	27	10	210
Volaille (oie)	29	32	350
Gélatine			
Gélatine	86	0,5	345
Charcuterie			
Jambon	22,5	10	170
Saucissons secs	24	50	546
Terrine de campagne	14	42	455
Œuf			
1 œuf de poule (60g)	7	5,5	80
Fromages			
Bleu d'Auvergne	19,5	28	341

Camembert	19,5	24	300
Crème fraîche légère 15%	3	15	165
Fromage blanc	9	0,5	56
Fromage cheddar	24	32	395
Fromage de brebis	24	33	403
Fromage de chèvre	21,5	24	309
Fromage gruyère	27	34	413
Lait demi-écrémé	3	1,5	46
Lait écrémé	3,5	0	35
Lait écrémé en poudre	35	1	358
Lait entier	2,5	3,5	65
Mozzarella	18	21	271
Parmesan	38,5	25	393

Ricotta	11,5	10	134
Roquefort	23	35	405
Yaourt nature	5	3,5	65

100 g de crème fraîche 15 % contiennent 3 g de glucides

100 g de fromage blanc contiennent 4 g de glucides

100 g de fromage de chèvre contiennent 15 g de glucides

100 g de lait en poudre contiennent 52 g de glucides

100 g de poisson pané contiennent 7 g de glucides

La spiruline et la chlorelle sont des micro-algues d'eau douce dont les apports protéiques varient de 50 à 70%. Elles sont consommées moyennement de 0,500 mg à 2 g par jour.

Lexique

Alicament : Aliment, qui à la fois nourrit bien et soigne.

Analgésique : Atténue ou fait disparaître la sensibilité à la douleur.

Antalgique : Calme la douleur.

Antiarthritique : L'arthritisme est un état particulier de l'organisme prédisposant à la goutte, aux rhumatismes, aux maladies articulaires, à la migraine, à l'asthme, à la lithiase, à l'obésité et au diabète et aux maladies cardiovasculaires.

Antiprurigineuse : Calme les démangeaisons (de prurit, démangeaisons).

Antiasthénique : L'asthénie est le ralentissement de l'état général entraînant des insuffisances fonctionnelles multiples.

Arrow-root : Se prononce (a -rô-rout), nom français herbe aux flèches. Fécule comestible extraite du rhizome d'une plante originaire des indes orientales (nom latin, *maranta indica*) et cultivé maintenant dans les zones tropicales. L'arrow-root est utilisé comme épaississant des soupes et des sauces, des crèmes et des flans.

Astringent(e) : Qui resserre les tissus.

Auto-immune : Les maladies auto-immunes résultent d'un dérèglement du système immunitaire qui se met à attaquer certains organes comme s'ils étaient des corps étrangers représentant une menace pour la santé. Donc il se met à les détruire comme s'ils étaient des microbes. Le malade fabrique des anticorps contre ses propres tissus ou organes sains.

Bol alimentaire : Le bol alimentaire est le résultat d'aliments mâchés et imprégnés de salive, cette masse d'aliments est considéré bol alimentaire, jusqu'à son arrivé dans l'estomac avant d'être digéré.

Cardon : Carde, Chardon, est une plante potagère, un proche parent de l'artichaut. Il est visible sur les étalages des marchés de décembre à mai. Le cardon est riche en **inuline (prébiotique).** Il possède également des vertus laxatives et rafraîchissantes grâce à la cynarine épuratrice du foie et qui par la même occasion stimule les sécrétions biliaires. Par ailleurs le cardon contient des sels minéraux.

Carminative : Qui chasse les gaz intestinaux.

Cholagogue : Qui facilite l'écoulement de la bile en comparaison à l'adjectif cholérétique, qui augmente l'écoulement de la bile.

Complément alimentaire : Un complément alimentaire n'est pas un médicament, ni un produit de synthèse chimique. Il est généralement issu d'une origine ou d'une synthèse végétale, minérale ou animale. Il apporte ce qui manquerait à l'alimentation (vitamines, minéraux, enzymes, antioxydants et principes actifs) ou pour aider le corps à garder ses paramètres biologiques saints.

-Origine végétale : les plantes (terrestres et maritimes), les racines, les huiles, les huiles essentielles et les baies.

-Origine minérale : issues des fruits et légumes, des roches (argile très riches en minéraux), des eaux minérales, volcaniques, maritimes et des produits de la mer (sel, algues, coquilles).

-Origine animale : les produits de la ruche (miel, pollen, propolis), les œufs (caille), les substrats et les huiles de poissons.

Congestion : Une congestion est une augmentation subite de la quantité de sang contenue dans les vaisseaux d'un organe ou d'une partie d'organe. Exemple congestion cérébrale.

Constante : Une constante est une valeur fixe. En biologie par exemple, le nombre de battement du cœur par minute. Pour le corps humain est de 70 battements par minute.

DHEA : Déhydroépiandrostérone : Est la formule biochimique de la DHEA : *déhydro*, " qui a perdu un atome d'eau ", -*épi*, " molécule qui a la forme d'un épi ", -*andro*, " qui a le caractère mâle " et -*stérone* du mot " cholestérol ", stéroïde (graisse).

La DHEA est une hormone fabriquée par les glandes surrénales (deux petites glandes juxtaposées aux reins) à partir du cholestérol (HDL).

Dyspepsie : La dyspepsie se manifeste après un repas, par une douleur localisée au niveau supérieur de l'appareil digestif, une digestion lourde, ou une faim perdue dès les premières bouchées. La dyspepsie peut occasionner des ballonnements, des nausées, voire des vomissements.

Emménagogue : Qui provoque ou régularise les règles.

Estrogènes (ou œstrogènes) : Les estrogènes est un nom composé du préfixe œstro, emprunté du latin *œstrus*, issu du grec ancien *oîstros* " taon ", au figuré, " ce qui pique " : " fureur, désir, passion " ; et du suffixe *-gène* : générer, provoquer.

Les estrogènes sont produits principalement par les ovaires et en plus faible quantité par les tissus adipeux. Il y a trois sortes d'estrogènes produits dans les proportions suivantes : l'estrone pour 3 %, l'estradiol pour 7 % et l'estriol pour 90 %.

En période de procréation chez la femme, la production des estrogènes augmentent dans la cavité utérine pour préparer la nidation de l'ovule. Une fois l'ovulation effectuée et si ensuite elle n'a pas été fécondée, dix à douze jours après, les niveaux d'estrogènes et de progestérone chutent brusquement, provoquant les règles.

La production d'estrogènes décroît en général dès la quarantaine, jusqu'à atteindre le niveau d'insuffisance déclenchant la ménopause.

Fermentation : La fermentation est la décomposition d'une substance sous l'influence de micro-organismes.

Leucocytose : La leucocytose représente le taux de globules blancs dans le sang.

Hydrogène : L'hydrogène est l'élément chimique le plus simple. Il est surtout le principal constituant (en nombre d'atomes) de toute matière vivante, associé au carbone dans tous les composés organiques. L'hydrogène représente 63 % des atomes du corps humain. La source la plus commune d'hydrogène est l'eau qui est constituée de deux atomes d'hydrogène et d'un atome d'oxygène.

Maladie cœliaque : La maladie cœliaque, est une maladie auto-immune où le système immunitaire attaque la paroi de l'intestin grêle et la fragilise créant ainsi de l'intolérance ou de l'allergie au gluten. Cette allergie se manifeste par une inflammation intestinale, malaises digestifs, fatigue, douleurs articulaires, carences vitaminiques ou minérales.

Malt : Le malt est le sucre qui existe principalement dans l'orge, puis le froment et le seigle.

Molécule : Une molécule est la plus petite unité structuré qui constitue la matière. C'est un ensemble d'atomes (au moins deux) identiques ou non.

Mondé : qui a perdu la paille. Quand il est perlé, il a perdu la pellicule extérieure, autrement dit le son.

Oligoscan : L'oligoscan est une nouvelle approche simple et fiable permettant d'obtenir grâce à un petit appareil, un bilan holistique des paramètres fonctionnels du corps humain.

A partir de mesures spectrophotométriques prises au niveau des cellules épithéliales de la main, il permet de calculer instantanément le pourcentage de biodisponibilité des minéraux, des oligo-éléments et la quantité de métaux lourds, un par un en cours.

Il dévoilera également les prédispositions de certaines maladies telles que le diabète et les maladies cardiovasculaires.

Pédiculose : La pédiculose est une infection parasitaire due aux poux.

PH : Le PH est une abréviation de potentiel hydrogène. C'est une mesure chimique qu'on peut pratiquer sur les liquides du corps humain pour définir le taux acido-basique.

Péristaltique : Le péristaltisme intestinale est le mouvement ondulatoire du côlon qui se fait plusieurs fois par jour pour faire avancer les déchets vers la sortie.

Plaquettes sanguines : Les plaquettes sanguines, sont de petites cellules dépourvues de noyau que l'on trouve dans le sang au même titre que les globules rouges ou les globules blancs. Elles ont un rôle très important dans la coagulation. Ce sont elles qui permettent d'arrêter les hémorragies. Une numération normale des plaquettes chez une personne en bonne santé se situe entre 150 000 et 400 000/mm3.

Précurseur : Un précurseur est une substance moléculaire qui par réaction biochimique, notamment enzymatique, se transforme en une autre substance. Exemple : Le bêta-carotène est le précurseur de la vitamine A.

Probiotiques : Les probiotiques sont des micro-organismes vivants (bactéries ou levures) qui vivent dans nos intestins et qui font parties à la fois du système digestif et immunitaire. Ajoutés à l'alimentation, ils ont un effet bénéfique sur la santé de l'individu.

Progestérone : La progestérone et un nom composé du préfixe *pro* " pour ", et de *gestérone*, de gestation, du mot latin *gestare* " porter ". C'est une des deux hormones principales secrétées par les ovaires, les autres sont les estrogènes (estriol, estrone, estradiol).

Spasme : Un spasme est une contracture musculaire douloureuse pouvant se manifester à n'importe quel endroit ou organe du corps. Un spasme est une douleur discontinue, alors que la douleur est un mal continuel au moment où il est en action.

Sérotonine : La sérotonine est l'hormone qui procure à l'organisme l'équilibre des deux côtés du corps (droit et gauche). Elle procure également la sérénité et la joie de vivre. Elle est secrétée dans l'hippocampe (l'arrière de la tête). Elle joue un rôle essentiel pour l'homéostasie (l'équilibre) du cerveau. La sérotonine est également secrétée par les intestins.

Stomachique : Favorise la digestion en stimulant l'estomac.

Testostérone : Chez l'homme, la testostérone est produite par les gonades (testicules). Chez la femme, elle est produite par les ovaires mais en bien moindre quantité. Elle est également produite par les surrénales en petite quantité. C'est l'hormone de la virilité chez l'homme et de la procréation. Bien quelle soit en quantité moins importante chez la femme, néanmoins, elle est suffisante pour participer au bon maintient de son physique et de son moral.

Vaisseaux lymphatiques : Les vaisseaux lymphatiques ou le système lymphatique à l'instar du système circulatoire, est formé de capillaires, de veines, et de vaisseaux qui parcourent tout le corps. Tous les jours de grandes quantités d'eau quittent le système circulatoire vers les tissus du corps. Les vaisseaux du système lymphatique recueillent ces liquides afin d'empêcher le gonflement des tissus. Les liquides appelés lymphe voyagent dans les vaisseaux lymphatiques dans une seule direction. Lors de son parcours la lymphe passe par des petits amas d'organes marquant des positions espacées tout le long des vaisseaux. Ce sont les ganglions lymphatiques. Les ganglions contiennent plusieurs cellules immunitaires avec lesquels ils nettoient la lymphe en lui retirant les agents infectieux présents. Une fois nettoyée la lymphe retourne dans la circulation sanguine par un canal de retour qui déverse dans la veine sous-clavière (c'est un vaisseau qui transporte le sang désoxygéné des membres supérieurs vers le cœur). Tous les jours le système lymphatique nettoie près de 3 litres de lymphe.

ISBN-13: 978-1523935680
ISBN-10:   1523935685

www.ingramcontent.com/pod-product-compliance
Lightning Source LLC
Chambersburg PA
CBHW062138280526
45788CB00001B/214